DE LA MANIÈRE

DE

CONSERVER LES DENTS

PAR

M. LÉON ROUX

Chirurgien-Dentiste de Paris, Dentiste de S. M. I. le Sultan

Chevalier de l'Ordre de Medjidié

PRIX : 3 FRANCS.

PARIS

LABÉ, ÉDITEUR, LIBRAIRE DE LA FACULTÉ DE MÉDECINE

PLACE DE L'ÉCOLE-DE-MÉDECINE

1858

DE LA MANIÈRE
DE
CONSERVER LES DENTS

BULLETIN BIBLIOGRAPHIQUE.

Traité pratique de Pathologie générale, par J.-M. BEYRAN, docteur en médecine de la Faculté de Paris, membre de la Société Orientale de France, de la Société de Chirurgie de Paris, de la Société de Médecine et d'Histoire naturelle de Dresde, médecin de l'Ambassade ottomane, à Paris, etc. Chez Germer-Baillière libraire, 17, rue de l'École-de-Médecine. Paris, 1858. 1re partie. 1 vol. in-8. Prix : 4 fr.

Traité d'Anatomie descriptive, par M. CRUVEILHIER, professeur à la Faculté de Médecine, etc. Troisième édition. Paris, 1851-1852, 4 forts vol. in-8. Prix : 28 fr. Chez Labbé, libraire, place de l'École-de-Médecine.

Éléments d'Anatomie chirurgicale générale, par BÉCLARD, ancien professeur à la Faculté de Médecine, etc. Chez Labé, libraire, place de l'École-de-Médecine. Paris, 1852. 1 fort vol. in-8. Prix : 8 fr.

Paris. — Typographie de Gaittet et Cie, rue Gît-le-Cœur, 7.

DE LA MANIÈRE
DE
CONSERVER LES DENTS

PAR

M. LÉON ROUX

Chirurgien-Dentiste de Paris, Dentiste de S. M. I. le Sultan
Chevalier de l'Ordre de Medjidié

PARIS
LABÉ. ÉDITEUR, LIBRAIRE DE LA FACULTÉ DE MÉDECINE
PLACE DE L'ÉCOLE-DE-MÉDECINE

1858

A

SA MAJESTÉ IMPÉRIALE

LE SULTAN

ABDUL MEDJID KHAN

HOMMAGE

DU PLUS PROFOND RESPECT

ET DE LA PLUS HAUTE VÉNÉRATION

De son très-humble et très-reconnaissant serviteur.

LEON ROUX.

DE LA MANIÈRE

DE

CONSERVER LES DENTS.

INTRODUCTION.

Le physiologiste qui entreprend l'étude des fonctions de l'organisme vivant dans le règne animal commence par les diviser, avec Bichat, en deux classés : les unes ayant pour but l'élaboration de la matière qui doit entrer dans la constitution des organes de l'individu et entretenir le jeu de ces organes; ce sont les fonctions de la vie organique; les autres qui, établissant des rapports plus généraux entre l'animal et le monde extérieur, le font participer à la vie des autres êtres ; ce sont les fonctions animales ou fonctions de relation.

A mesure que l'on s'élève dans la série animale, on voit les fonctions de chacun des deux ordres devenir de plus en plus nombreuses et de plus en plus compliquées. La vie organique, qui chez les animaux inférieurs se bornait au renouvellement de la substance d'un seul tissu au contact d'un milieu toujours le même, se compose chez les animaux supérieurs d'actes de plus en plus variés ; la vie de relation, que l'on ose à peine reconnaître dans la sensibilité obscure des êtres placés aux derniers degrés de l'échelle se manifeste, chez ceux qui sont plus élevés dans la série, par les admirables phénomènes de l'instinct et de l'intelligence, et lorsqu'on arrive à l'homme, on voit toutes les fonctions arriver à leur maximum de perfection, tant dans la vie organique que dans la vie animale.

Dans la vie organique, il se distingue des autres animaux par la faculté de vivre sous tous les climats du globe où la vie est possible.

Dans la vie animale, l'homme s'élève au-dessus de tous les êtres vivants par la faculté de communiquer ses idées.

Ne prolongeons pas davantage ces considérations sans indiquer au lecteur le rapport intime qu'elles ont avec notre sujet.

Nous nous proposons de parler, dans le cours de ce travail, des quelques fonctions de la bouche et de l'intérêt que nous avons à veiller avec soin à conserver en bon état les parties qui la constituent et les organes qu'elle contient. Or il nous suffit maintenant d'un mot pour faire sentir l'importance de la bouche dans la vie de l'homme, tant au point de vue des fonctions nutritives qu'à celui des fonctions relatives.

Chez l'homme, la conformation des dents est telle qu'il peut mieux qu'aucun autre animal se nourrir indifféremment de substances animales ou de végétaux, et que la conformation de tout son appareil digestif, en rapport avec celle de l'appareil de la mastication, montre qu'il peut entretenir sa vie avec le régime animal ou le régime végétal, et que celui qui lui convient le mieux est le régime mixte. Cette importante faculté se voit immédiatement dans l'examen de la conformation des dents, et ce seul signe suffirait déjà pour faire reconnaître dans l'homme le plus parfait habitant de la terre, le roi de la création.

La fonction qui distingue l'homme et le place d'un seul coup infiniment au-dessus de tous les autres animaux, au point que la dénomination de la vie animale devient insuffisante pour la désigner, et qu'elle manifeste chez l'homme une autre vie, la vie intellectuelle, cette fonction si importante est la parole.

Maintenant ne nous est-il pas permis de dire que quoiqu'on puisse trouver dans toutes les parties de l'organisme humain des marques de la supériorité de l'homme sur les autres animaux, il n'en est pas qui en offre autant que sa bouche, la seule qui soit conformée de manière à lui permettre de trouver à se nourrir dans toutes les contrées de la terre, la seule qui puisse émettre naturellement une voix articulée?

Après avoir indiqué de quelle importance est l'étude des parties qui constituent la bouche de l'homme quand on veut comparer son organisme avec celui des autres animaux, examinons l'importance de ces parties pour l'homme considéré au point de vue de son existence propre et non plus à celui du rang qu'il occupe dans la série des êtres animés.

Les dents sont formées d'une partie productrice molle, vasculaire et douée d'une grande vitalité, et d'une partie produite d'une dureté, pourvue de vaisseaux et de nerfs se ramifiant dans une petite masse de tissus cellulaires recouverte par une membrane. L'ensemble de ces éléments anatomiques forme le bulbe de la dent; ce bulbe, doué d'une vitalité énergique, est d'abord placé dans une cavité du maxillaire tapissée par une membrane spéciale; cette cavité et le bulbe qui y est contenu constituent un follicule dentaire.

Le bulbe produit la partie dure ou ivoire dont il s'enveloppe peu à peu au point de se trouver, lorsque la dent est complétement développée, enfermé dans une cavité placée au centre de l'ivoire, la cavité dentaire, et il ne communique plus avec les parties extérieures à la dent que par un ou plusieurs filets vasculo-nerveux qui sortent par l'extrémité des racines après avoir parcouru les canaux dentaires.

Quand on jette un coup d'œil sur les considérations de l'hygiène dentaire, dont chacun a tous les jours occasion de vérifier la justesse, on s'étonne de voir la négligence d'un grand nombre de personnes dans les soins à donner à leur bouche; et pourtant l'observation assidue de quelques précautions bien simples suffiraient pour réduire, dans une proportion énorme, la fréquence des maladies des dents. Un art auquel on n'a recours en général que lorsqu'on y est contraint par des douleurs intolérables, possède des ressources nombreuses pour arrêter la marche de ces maladies et réparer les désordres qu'elles ont causé. C'est donc un devoir pour les praticiens de cet art de répandre les préceptes de l'hygiène dentaire et de faire connaître les moyens dont dispose l'art du dentiste pour soulager des souffrances causées par les maladies des dents. C'est le sentiment de ce devoir qui nous a fait entreprendre de livrer au public le résultat de notre expérience sur ce sujet si intéressant. Déjà les bienfaits de l'art du dentiste sont mieux appréciés en Orient, et les esprits y accueilleront volontiers les préceptes de l'hygiène dentaire, c'est là sans doute un progrès auquel nous serions heureux d'avoir contribué pour notre faible part.

CHAPITRE PREMIER.

De l'importance de la bouche et des dents au double point de vue des phénomènes de la vie organique et des actes de la vie de relation.

ARTICLE PREMIER.

Considérations physiologiques.

L'étude de la bouche et des parties qui la constituent présente au physiologiste un double intérêt; il est facile, en effet, de faire sentir l'importance de la bouche dans la vie de l'homme, tant au point de vue des fonctions nutritives que sous le rapport des fonctions de relation.

L'homme se distingue de tous les autres

animaux, au point de vue des fonctions de la vie organique, en ce qu'il peut vivre sous tous les climats qui ne sont pas incompatibles avec la vie. Il fallait pour cela qu'il ne fût pas assujetti, comme les autres animaux, à une nourriture spéciale, qu'il pût digérer tous les aliments et se faire partout un régime capable d'entretenir sa vie. Or, la conformation des dents de l'homme est telle qu'il peut mieux qu'aucun autre animal se nourrir indifféremment de substances animales ou de végétaux, et tout son appareil digestif, en rapport avec les organes de la mastication, montre qu'il peut digérer ces deux sortes de substances et que le régime qui lui convient le mieux est le régime mixte. La preuve de cette importante faculté se voit immédiatement dans les caractères anatomiques des dents, et ce seul signe fait voir jusqu'à quel point l'homme a été favorisé d'une organisation parfaite.

Dans la vie animale, la fonction qui distingue l'homme et le place d'un seul coup au-dessus de tous les autres animaux, c'est, comme nous venons de le dire, la parole.

Il est donc permis de dire que, quoiqu'on puisse trouver dans toutes les parties de l'organisme humain des marques de la supériorité de l'homme sur les autres animaux, il n'en est pas qui en offre autant que sa bouche, qui lui permet de trouver à se nourrir dans toutes les contrées de la terre, la seule qui puisse émettre naturellement une voix articulée.

ARTICLE II.

Considérations anatomiques.

Il faut considérer dans la bouche deux parties principales : l'*ouverture buccale* ou bouche proprement dite, et la *cavité buccale.*

L'*ouverture buccale* est circonscrite par les lèvres qui, par le rapprochement de leurs bords, ferment la cavité buccale. Nous n'insisterons pas sur leur conformation, chacun se rend compte de leur importance dans la préhension des aliments, l'articulation des sons et le jeu de la physionomie. Nous n'entreprendrons pas non plus de décrire minutieusement les courbures des surfaces et des lignes qui les limitent, lignes dont on admire la pureté et l'harmonie dans les œuvres des sculpteurs qui se sont attachés à reproduire l'idéal de la beauté humaine; nous ne ferons que rappeler la finesse et la couleur du tégument qui recouvre leurs bords, et nous nous bornerons à dire que toutes ces qualités qui ont tant exercé l'imagination des artistes et des poëtes sont compromises par le mauvais état des organes contenus dans la cavité buccale, et surtout des dents qui se trouvent en contact immédiat avec les lèvres derrière lesquelles elles sont placées.

La *cavité buccale*, située derrière les lèvres qui circonscrivent son ouverture antérieure, se continue par sa partie postérieure avec le pharynx et constitue ainsi pour le tube digestif une extrémité supérieure plus large que la partie qui lui succède, et dont les dimensions varient par l'écartement plus ou moins considérable des mâchoires.

La *paroi inférieure* de cette cavité est occupée par la *langue*, constituée essentiellement par un système de fibres musculaires entrecroisées et revêtues d'une membrane muqueuse couverte de papilles dans lesquelles se rendent des nerfs de sensibilité spéciale. Grâce à cette structure compliquée, la langue est à la fois le principal organe de la parole et le siége presque exclusif du goût.

La *paroi supérieure* est formée par la voûte palatine et le voile du palais qui, par ses mouvements, concourt à la déglutition et à l'articulation des sons. Cette paroi supérieure sépare la bouche des fosses nasales avec lesquelles elle se trouve pourtant en communication, puisque ces cavités s'ouvrent comme la bouche à l'entrée du pharynx.

Sur les côtés, les parois de la bouche sont constituées par la face interne des joues. En avant, quand la bouche est fermée, la cavité est limitée par les *arcades dentaires* rapprochées et situées derrière les lèvres avec lesquelles les dents antérieures se trouvent en contact, tandis que les postérieures sont en rapport avec la membrane muqueuse qui tapisse la face interne des joues.

Outre ses communications avec les fosses nasales et le tube digestif, la bouche est encore en rapport avec les voies respiratoires par l'ouverture du larynx, qui se trouve derrière la base de la langue à laquelle est fixée une soupape fibrocartilagineuse, nommée *épiglotte*, qui ferme le conduit aérien pendant le passage des aliments au-dessus de son ouverture dans les mouvements de déglutition.

Des *muscles* nombreux, placés dans l'épaisseur des parois de la bouche, se contractent de mille manières suivant les besoins de la mastication, de l'articulation des sons ou de l'expression de la physionomie; d'autres, plus puissants, font mouvoir la mâchoire inférieure, qui tantôt se rapproche de la supérieure de manière à diviser les aliments placés entre les arcades dentaires, tantôt exécute des mouvements de latéralité destinés à les broyer.

Des *vaisseaux sanguins* considérables portent le fluide nourricier aux muscles, aux os, à la membrane muqueuse et aux dents, et fournissent les éléments nécessaires aux nombreuses sécrétions dont les produits sont versés en divers points de la cavité buccale.

Un riche réseau de *vaisseaux absorbants* complète le mouvement des fluides nutritifs dans toutes ces parties et communique par des troncs nombreux avec les ganglions répandus sous la mâchoire inférieure et dans la région cervicale (*J. Cloquet, Cruveilhier*).

Des *glandes* nombreuses versent la salive en divers points de la surface de la muqueuse, et des *follicules* innombrables le mucus qui la lubréfie.

Des *nerfs moteurs*, des *branches sensitives*, des *rameaux du système nerveux de la vie organique* donnent la mobilité aux muscles, la sensibilité aux téguments (sensibilité si exquise dans les lèvres en particulier) et activent les sécrétions et le mouvement nutritif, tandis qu'un nerf de sensibilité spéciale rend la bouche apte à percevoir les sensations gustatives.

Cette richesse d'éléments anatomiques, dont nous avons donné un aperçu aussi rapide que possible, est une nouvelle preuve de l'importance des actes fonctionnels qui s'accomplissent dans la cavité buccale; elle fait pressentir en outre qu'elle peut être le siége de maladies très-variées et souvent très-graves.

ARTICLE III.

Des dents en particulier; considérations physiologiques.

Parmi les nombreux organes que nous venons d'énumérer, il n'en est pas qui, plus que les dents, méritent une étude spéciale. Dans la série des actes qui constituent la digestion, les dents sont les premiers organes qui agissent sur les aliments; elles se trouvent ainsi en contact prolongé avec les substances venues du dehors et non encore élaborées. Ce sont, pour ainsi dire, les armes avec lesquelles l'organisme vivant attaque la matière à laquelle il doit donner la vie en se l'assimilant. Tenir en bon état ces armes si précieuses doit donc être un des préceptes les plus rigoureux de l'hygiène; leur intégrité est une condition essentielle d'une bonne digestion, un des signes les plus apparents de la vigueur fonctionnelle de l'individu.

Le mauvais état de l'appareil dentaire fait fatalement sentir son influence fâcheuse sur la nutrition, et il n'est pas nécessaire pour cela que les mâchoires soient privées d'un grand nombre de dents : l'absence d'une incisive ou d'une canine suffit pour causer pendant la mastication et pendant le sommeil des pertes de salive qui, outre qu'elles sont très-incommodes, débilitent à la longue la personne qui en est affectée et nuisent à la perfection de l'insalivation du bol alimentaire, importante opération qui prépare la digestion stomacale. Une seule molaire gâtée ôte souvent toute énergie à la mastication.

De plus, la douleur que causent les maladies des dents entretient les insomnies, et chacun sait combien nos forces se perdent rapidement quand le sommeil ne vient pas les réparer.

Ce que nous venons de dire suffit pour montrer quelle est l'importance des dents comme organes concourant à la nutrition. Au point de vue de la vie de relation, il est évident que cette importance n'est pas moindre. Lorsqu'il manque des dents, la parole perd sa netteté et la prononciation des mots devient aussi difficile pour l'orateur que leur audition est fatigante pour ceux à qui il s'adresse; aussi certaines professions deviennent-elles complétement impossibles. Que devient l'éloquence de l'avocat, de l'homme politique ou du prédicateur, lorsque les syllabes, en passant à travers les brêches d'un appareil dentaire dévasté, s'altèrent de manière à produire des mots défigurés entremêlés de sifflements ridicules. Dans la vie privée cet inconvénient est peut-être encore plus grave, puisqu'il altère ce charme du chez soi qui nous repose de la fatigue des affaires et nous rend l'énergie nécessaire à l'accomplissement de nos devoirs.

S'il n'est rien de plus puissant que la parole dans la vie publique, il n'est pas de charme plus doux dans la vie privée; aussi la nature semble-t-elle s'être complu à orner l'appareil qui la produit, et de belles dents sont le principal ornement de la bouche. Si les dents sont noires, gâtées, irrégulières, cela suffit pour détruire le charme de la figure la plus séduisante. Ajoutons qu'à la longue, la perte des dents altère tous les traits de la face, le maxillaire se déforme, le menton se projette en avant, les joues se creusent et se plissent, les pommettes deviennent saillantes et toute la physionomie revêt prématurément les caractères de la vieillesse.

A cause des rapports de la bouche avec les voies respiratoires, l'haleine des personnes qui ont des dents gâtées prend une odeur fétide et repoussante, de sorte que non-seulement l'homme peu soigneux de ses dents est puni par mille maux de sa négligence, mais il en fait supporter aux autres les inconvénients.

ARTICLE IV.

Des dents en particulier; considérations anatomiques.

Nous n'avons pas ici à donner une définition des dents. Nous nous adressons surtout aux gens du monde, et il suffit de leur donner une idée juste des choses dont nous parlons, sans viser à l'exactitude rigoureuse du langage scientifique. Nous croyons cependant utile de dire qu'il ne faut pas confondre les dents avec les os. Quoiqu'il y ait une assez grande analogie de qualités physiques et de composition chimique entre les os et les dents; il y a entre eux des différences fondamentales quant à la structure, au mode de production et de nutrition. Les os sont formés d'un tissu qui a une vitalité propre, parcouru dans toute son épaisseur par des vaisseaux dans lesquels le sang circule comme dans toutes les autres parties vivantes, en vertu de l'action du cœur. Ces vaisseaux se ramifient dans tous les sens au milieu de la substance dure qui donne la solidité. Dans les dents, au contraire, la partie dure est dépourvue de vitalité propre, elle est produite par une partie vivante distincte d'elle-même, et si elle reçoit de cette partie vivante des fluides qui lui conservent ses qualités physiques normales, c'est plutôt par une sorte d'imbibition que par une véritable circulation. Voilà une des principales différences qui existent entre les os et les dents. De plus longs détails seraient nécessaires pour développer complétement cette importante question anatomique, mais nous ne voulions que faire sentir à nos lecteurs qu'il importe de ne pas conserver dans le langage une confusion qui a définitivement cessé dans la science depuis les travaux de l'immortel Cuvier.

On s'accorde généralement aujourd'hui pour appeler les dents des *ostéides,* c'est-à-dire des corps qui ressemblent aux os, mais qui doivent en être distingués. Les dents, chez l'adulte, sont au nombre de trente-deux, seize à chaque mâchoire; elles sont rangées en deux séries régulièrement disposées sur deux lignes courbes à convexité antérieure et formant ainsi les deux *arcades dentaires*.

La courbe de l'arcade supérieure représente à peu près une demi-circonférence, tandis que celle de l'inférieure serait plutôt une demi-ellipse. Quand les deux arcades sont rapprochées, les dernières molaires d'en haut correspondent à celles d'en bas; mais sur les côtés, et à mesure que l'on avance vers la partie antérieure, les dents supérieures dépassent les inférieures sur le côté et en avant, de sorte que les incisives supérieures se trouvent à un demi-centimètre environ en avant des inférieures, quand la bouche est fermée. Comme nous le verrons, les dents ne sont pas au nombre de trente-deux pendant l'enfance et l'adolescence.

Chaque dent présente à considérer une partie libre, la *couronne*, qui est apparente au-dessus de la gencive; une partie implantée dans une cavité du maxillaire, cette partie est la *racine*, et la partie qui la reçoit est l'*alvéole*. La racine n'est pas simple pour toutes les dents; il y en a, comme nous le verrons, qui en ont deux, et d'autres qui en ont trois et parfois davantage.

Au point où la racine s'unit à la couronne, on observe un étranglement circulaire peu prononcé qui a reçu le nom de *collet* de la dent; c'est au niveau du collet de la dent que les parties molles cessent de la recouvrir.

Chaque dent est creusée d'une cavité qui reçoit la partie vivante de l'organe. Cette *cavité dentaire*, dont la plus grande largeur est au milieu de la couronne, envoie des prolongements dans les racines; ces prolongements, dont chacun porte le nom de *canal dentaire*, se terminent par un petit trou à l'extrémité de chaque racine. C'est par cette petite ouverture que pénètrent les vaisseaux et les nerfs qui concourent à former la partie vivante ou *pulpe* de la dent.

Les dents présentent des différences de forme qui les ont fait partager en trois classes : les incisives, les canines et les molaires.

Il y a huit *incisions,* quatre à chaque machoire, elles sont placées à la partie moyenne et antérieure de chaque arcade dentaire. Leur couronne est à peu près unéiforme, elle présente un bord libre rectiligne et tranchant, une face antérieure convexe, l'autre postérieure concave; par ses bords latéraux, triangulaires, elle est en rapport avec les dents voisines. La racine simple est d'une forme à peu près conique, aplatie transversalement. Les deux incisives centrales de la mâchoire supérieure sont plus grandes que les latérales ; à la machoire inférieure, les quatre incisives sont à peu près égales et les deux incisives centrales sont un peu plus petites que les latérales, contrairement à ce qui a lieu à la mâchoire supérieure.

Les incisives servent à couper les aliments,

à peu près comme le feraient deux branches de ciseaux. Dans ce mouvement, les deux séries d'incisives saisissent l'aliment entre leurs bords tranchants et commençent à le diviser; puis, par un mouvement de rapprochement plus complet des mâchoires, les incisives inférieures passent derrière les supérieures en pressant la substance contre la face postérieure de celles-ci, et achèvent ainsi de la diviser. Ces dents sont très-importantes pour l'articulation des sons et pour retenir la salive; de plus, comme elles sont très-apparentes entre l'ouverture des lèvres, la perte de l'une d'elles suffit pour déparer la bouche la plus irréprochable d'ailleurs.

Les *canines*, qu'on appelle aussi *lanières* ou *unicuspidiées*, sont au nombre de quatre. Le vulgaire leur donne aussi souvent le nom de *dents œillères;* nous retrouvons même cette dénomination usitée chez les orientaux : les Turcs appellent ces dents *gueuz dichi* (dents de l'œil). Elles sont placées à la suite des incisives, en allant de la partie antérieure à la partie postérieure des arcades dentaires. Leur couronne est de forme conoïde à sommet mousse, leur racine, simple, a la forme d'un cône très-allongé; elle est plus volumineuse et plus longue que celle de toutes les autres dents.

Les canines, comme leur nom l'indique, sont les analogues des dents longues et coniques qui caractérisent la mâchoire des mammifères carnivores; comme chez ces animaux, elles ont pour rôle chez l'homme de déchirer les parties fibreuses résistantes, et indiquent qu'il est conformé de manière à pouvoir se nourrir de la chair des animaux. Cependant leur action est bien moins importante chez l'homme que chez les animaux qui présentent les dents dont elles rappellent la forme. Les canines sont aussi très-apparentes quand on ouvre la bouche, aussi a-t-on grand intérêt à les conserver.

Les *molaires* sont au nombre de vingt, dix à chaque mâchoire ; elles occupent de chaque côté les cinq dernières alvéoles, leur couronne est à peu près de forme cubique et présente sur la face triturante des tubercules séparés par des sillons irréguliers ; leurs racines sont multiples. On a subdivisé les molaires en petites et grosses molaires. Il y a huit petites molaires, elles sont placées au nombre de deux à la suite de chaque canine. Plus petites que les autres molaires, elles ont une couronne qui présente deux tubercules ; leur racine est en général unique, mais quelquefois bifide. Les grosses molaires, au nombre de douze, six à chaque mâchoire, trois à chacune des quatre extrémités des arcades dentaires, ont une couronne cuboïde présentant chez les unes trois, chez les autres quatre tubercules séparés par des sillons. La troisième grosse molaire de chaque groupe, fait son apparition le plus ordinairement de vingt à trente ans, on lui a donné le nom de *dent de sagesse ;* elle met quelquefois beaucoup plus longtemps à pousser, parfois même elle ne paraît pas.

Les racines des grosses molaires, toujours multiples, sont, en général, au nombre de deux pour les inférieures, et de trois pour les supérieures.

Les molaires servent à broyer les aliments; la face triturante des inférieures exécute des mouvements de latéralité en s'appliquant à la face correspondante des supérieures; elles agissent donc en écrasant les aliments comme entre deux meules.

La perte des molaires nuit beaucoup à la mastication; il semble que c'est pour cette raison que la nature en a placé sur les mâchoires un nombre plus considérable que celui des dents des autres espèces. Excepté pour les petites molaires, la perte de ces dents est peu apparente au dehors; mais s'il en manque plusieurs, les jours se creusent de manière à donner à la physionomie un caractère anticipé de vieillesse.

ARTICLE V.

Composition des dents.

Les dents sont, comme nous l'avons dit, formées d'une partie productrice et d'une partie produite. La partie productrice est pourvue de vaisseaux et de nerfs se ramifiant dans une petite masse de tissu cellulaire recouverte par une membrane. L'ensemble de ces éléments anatomiques forme le *bulbe* de la dent. Ce bulbe, doué d'une vitalité énergique, est d'abord placé dans une cavité du maxillaire tapissée par une membrane spéciale. Cette cavité et le bulbe qui y est contenu constituent un *follicule dentaire.*

Le *bulbe* produit la partie dure ou *ivoire*, dont il s'enveloppe peu à peu, au point de se trouver, lorsque la dent est complétement développée, enfermé dans une cavité centrale, la cavité dentaire, et il ne communique plus avec les tissus qui entourent la dent que par un ou plusieurs filets vasculo-nerveux qui sortent par l'extrémité des racines après avoir parcouru les canaux dentaires.

C'est ce bulbe, qu'on appelle aussi *pulpe* dentaire, qui est le siége des douleurs atroces que causent certaines maladies des dents.

La partie dure, qu'on a aussi appelée *cuticule* ou *épidermoïde*, se compose de trois substances distinctes : 1° l'*ivoire*, 2° l'*émail*, 3° le *cément*.

1° L'*ivoire* constitue presque toute la masse de la dent; c'est une substance blanche, très-dure, formée de couches concentriques, et parcourue par de petits tubes microscopiques, dont les directions rayonnent de la cavité centrale vers la surface externe de la dent.

Voici, d'après Berzélius, la composition chimique de l'ivoire :

Matière animale.	28,0
Phosphate de chaux et chlorure de calcium.	64,3
Carbonate de chaux.	5,3
Phosphate de magnésie. . . .	1,0
Soude et chlorure de sodium. .	1,4
	100,0

2° L'*émail* couvre la partie de la dent qui est extérieure, c'est-à-dire la couronne ; c'est une substance plus dure que l'ivoire, elle fait feu sous le briquet. Sa couleur est d'un blanc bleuâtre, sa surface brillante comme celle de l'émail de la porcelaine.

L'émail a une texture d'apparence fibreuse, c'est-à-dire qu'on peut observer dans son épaisseur des stries perpendiculaires à la surface de l'ivoire.

L'émail est complétement réductible en sels de chaux et de magnésie, il renferme pourtant une très-petite quantité de matière animale.

3° Le *cément*, qu'on a aussi appelé *cortical osseux* et *crusta petrosa* est une sorte de croûte d'un blanc jaunâtre qui revêt la racine de la dent. Sa texture et sa composition chimique sont très-analogues à celles des os; et ce qui complète l'analogie, c'est qu'il est recouvert par une membrane fibreuse qui se continue sur les vaisseaux et les nerfs du cordon dentaire. On a appelé cette membrane périoste alvéolo-dentaire, l'assimilant ainsi à la membrane fibreuse et vasculaire qui revêt les os. Le cément et le périoste alvéolo-dentaire peuvent être le siége de maladies spéciales.

ARTICLE VI.

Évolution des dents.

Nous venons de décrire l'appareil dentaire arrivé au terme de son développement;

il nous resterait à voir comment il se forme, et par quelles phases il passe avant d'arriver à l'état dans lequel nous l'observons chez l'adulte. Nous n'entreprendrons pas de faire cette description avec tous les détails qu'elle comporte, cela n'est pas nécessaire pour l'intelligence des conseils pratiques que nous nous proposons de donner.

Cependant, nous ne pouvons nous dispenser de citer les principales époques de l'évolution des dents.

Les dents sont des organes si importants pour la nutrition, que la nature a divisé leur évolution en deux périodes complétement distinctes. Dans la première période, qui est celle de la dentition temporaire, se développe un premier appareil dentaire qui doit plus tard tomber pour être remplacé par les dents définitives.

Les *dents temporaires*, qu'on a aussi appelées *dents de lait*, sont au nombre de vingt.

Elles font leur apparition dans l'ordre suivant :

De 6 à 8 mois, les deux incisives médianes, inférieures et supérieures;

De 8 à 10, les incisives latérales supérieures;

De 10 à 14, les quatre premières molaires avec les incisives latérales inférieures;

De 14 à 25, les quatre canines;

De 25 à 32 mois, les quatre dernières molaires.

Ce tableau diffère un peu de ceux qui ont été donnés par le plus grand nombre des auteurs qui ont écrit sur ce sujet. Ainsi, on a dit que les incisives inférieures sortaient toutes avant les supérieures; nous avons remarqué que cette opinion donnée comme règle générale était inexacte. Ce sont bien les incisives centrales inférieures qui sortent les premières; mais, comme nous l'avons indiqué dans notre tableau, les incisives latérales supérieures font leur apparition avant les incisives latérales inférieures. Cet ordre avait déjà été posé comme règle générale par M. Trousseau (Voy. *Journal des connaissances médico-chirurgicales*, novembre 1851); nous avons eu maintes fois dans notre pratique l'occasion de vérifier l'exactitude de son opinion.

Les dents de la première dentition ont la même forme que celle de l'adulte, elles sont moins volumineuses. Il faut remarquer cependant que les premières molaires de l'enfant ont un volume relativement plus considérable que les petites molaires de l'adulte, de plus, elles ont la forme de grosses molaires, c'est-à-dire que leur face triturante présente quatre tubercules au lieu de deux. La sortie des dents temporaires commence en général de six à huit mois; on cite cependant plusieurs enfants venus au monde avec une ou plusieurs dents : tels sont Louis XIV, qui vint au monde avec les deux incisives centrales inférieures, et Mirabeau, avec deux grosses molaires.

L'éruption de ces vingt dents est terminée

vers l'âge de trente-deux mois. A ces vingt dents s'ajoutent deux nouvelles molaires à chaque mâchoire, lorsque l'enfant est parvenu à la fin de sa quatrième année. Ces dernières formeront dans la suite les premières grosses molaires; elles diffèrent des autres dents de l'enfant en ce qu'elles doivent persister toute la vie, au lieu que les vingt dents temporaires tombent vers l'âge de sept ans dans l'ordre suivant lequel elles sont sorties des mâchoires, et sont remplacées par de nouvelles dents qui sont les dents définitives.

Les *dents définitives* ou dents de la *seconde dentition* sont plus grosses que les dents temporaires, leurs racines sont plus longues et mieux développées. Vers la neuvième année, deux nouvelles grosses molaires naissent au delà des premières; l'enfant a dès lors vingt-huit dents. Lorsque les dents de lait tombent, elles ont des racines incomplètes ou même parfois sont réduites à la couronne. Ces racines ont existé, mais elles ont été détruites par la pression résultant du développement des dents de la seconde dentition.

La dentition se complète de dix-huit à trente ans par l'apparition des *dents de sagesse*, au nombre de deux à chaque mâchoire et terminant la série des grosses molaires; elles ne sortent souvent que beaucoup plus tard.

CHAPITRE II.

Hygiène dentaire.

L'hygiène doit considérer l'organisme dans son ensemble et chacun des organes en particulier, de manière à chercher, en assurant son jeu régulier, à faire fonctionner le corps tout entier de la manière la plus satisfaisante.

Nous avons vu quelle est l'importance de l'appareil dentaire dans l'organisme humain et combien sa situation, sa nature et ses fonctions l'exposaient à de nombreuses causes morbifiques. Les règles qui peuvent servir à assurer par une sage direction l'intégrité de cet appareil et la perfection de ses fonctions sont donc de la plus grande utilité, c'est l'ensemble de ces règles qui constitue l'hygiène dentaire, et que nous nous proposons d'exposer dans ce chapitre.

ARTICLE PREMIER.

Précautions à prendre pour assurer une dentition régulière.

Nous allons commencer par indiquer les principales précautions à prendre pour favoriser l'évolution des dents et assurer une dentition régulière.

1° *Précautions relatives à l'évolution des dents temporaires.* — On a mis sur le compte de l'éruption des dents le plus grand nombre des maladies de la première enfance ; cette opinion qui avait été accréditée par les médecins qui ont précédé notre époque, l'est encore parmi les gens du monde. Il en résulte que certaines mères s'exagèrent les dangers de l'évolution des dents de la première dentition, et que d'autres, moins craintives, calment les inquiétudes que devrait leur causer une maladie de leur enfant en disant qu'il fait ses dents; tandis que souvent cette maladie est tout à fait indépendante de ce phénomène physiologique. La vérité est que l'évolution des dents peut produire certains phénomènes morbides; mais c'est au médecin qu'il appartient d'en apprécier la nature et la gravité; aussi bornerons-nous les conseils que nous avons à donner relativement à l'évolution des dents de la première dentition à celui-ci : quels que soient les phénomènes morbides que l'on observe chez un enfant pendant la période d'évolution des dents temporaires, il faut appeler le médecin, qui, après avoir constaté la véritable nature du mal, prescrira les remèdes convenables.

Disons seulement que nous sommes de l'avis des praticiens qui conseillent de proscrire, pendant le travail de la dentition, les hochets faits avec des corps durs, tels que l'ivoire, le cristal, etc., et qui préfèrent faire sucer à l'enfant des corps susceptibles de provoquer la sécrétion de la salive et de se ramollir quand ils en sont humectés, de manière à agir sur les gencives irritées comme un topique émollient. Une croûte de pain, une racine de guimauve, une figue grasse, sont préférables aux hochets les plus brillants.

2° *Précautions relatives à l'évolution des dents définitives.* — Si nous avons peu de choses à dire relativement aux services que peut rendre l'art du dentiste pour faciliter l'évolution des dents temporaires, il n'en est pas de même lorsqu'il s'agit de celle des dents de la seconde dentition. Ici, au contraire, le zèle des parents et surtout des mères de famille auxquelles est encore confiée plus spécialement l'éducation physique et morale de l'enfant, a besoin d'être excité ou tout au moins dirigé.

En effet, à cette époque de la vie, l'enfant a échappé aux mille dangers qui mettaient son existence en péril continuel, pendant la première enfance; les maladies les plus graves sont moins à craindre, soit parce qu'il en a déjà été atteint, et qu'un certain nombre d'entre elles ne se renouvellent pas en général, soit parce que ses forces lui permettent d'opposer une plus grande résistance vitale à leur influence. Il sait éviter de lui-même le plus grand nombre des dangers qui l'entourent dans le monde physique; de plus, son esprit se développe, et il manifeste facilement par la parole les essais de ses facultés intellectuelles. Les parents se laissent éblouir par l'attrait de ces qualités nouvelles, s'empressent de développer cette jeune intelligence et négligent l'éducation physique; aussi les soins à donner à l'évolution de la seconde dentition sont trop souvent oubliés, ainsi que bien d'autres préceptes d'hygiène. Et pourtant, c'est à ce moment que la nature va résoudre cette question importante : cet enfant aura-t-il des dents saines et bien rangées, ou bien sera-t-il exposé pendant toute sa vie à des douleurs atroces et à de fréquentes insomnies, ou à l'ennui que lui causera une dentition irrégulière qu'il craindra de laisser voir?

On ne peut donc trop surveiller la manière dont s'accomplit cet important phénomène, c'est au dentiste qu'appartient ce soin. Il faut qu'il puisse examiner souvent la bouche de l'enfant afin de diriger ou de corriger, s'il y a lieu, le travail de la nature.

La première condition pour que l'évolution des dents définitives se fasse régulièrement, c'est que les diverses périodes de la première dentition se soient accomplies d'une manière régulière. Cela ne dépend pas toujours des parents, puisque ces phénomènes physiologiques peuvent être troublés par une foule de maladies; mais les soins des parents peuvent concourir à la conservation des dents de lait une fois sorties, jusqu'à l'époque normale de leur chute et de leur remplacement. Aussi est-il nécessaire de faire suivre à l'enfant, outre les préceptes d'une hygiène générale bien entendue, la plupart de ceux que nous indiquerons comme applicables aux dents de la seconde dentition.

Opportunité de l'extraction des dents temporaires. — Il est important, disons-nous, que les dents temporaires ne tombent pas trop tôt; cette proposition suffit déjà pour condamner la pratique de beaucoup de parents qui arrachent les dents de lait aussitôt qu'elles commencent à se gâter ou à s'ébranler, et cela, disent-ils, pour faire place aux dents de remplacement. La nature, en plaçant sur le maxillaire de l'enfant un appareil dentaire temporaire avait évidemment pour but de pourvoir aux besoins de la mastication pendant la période du plus grand développement des maxillaires. Il faut donc que les dents temporaires tiennent leur place sur les maxillaires pendant le temps qu'ils mettent à se développer suffisamment pour fournir l'espace nécessaire aux dents définitives. Si on arrache trop tôt une dent de lait, la dent de remplacement correspondante, privée de l'obstacle salutaire que lui opposait la nature se développera trop vite, prendra une place autre que celle qu'elle aurait dû occuper et gênera ainsi la sortie des dents voisines. Ou bien l'alvéole se refermera sur la dent définitive dont l'évolution est peu avancée, le bord du maxillaire lui opposera une résistance anormale, et elle poussera en dehors de la ligne sur laquelle se rangeront les autres dents, elle constituera ainsi ce qu'on appelle vulgairement une *surdent*.

Il ne faut arracher une dent de lait que lorsque cela est indispensable, et le dentiste est seul juge de l'opportunité.

Si une dent de remplacement pousse d'une manière vicieuse et si la dent temporaire correspondante n'est pas prête à tomber pour lui laisser la place nécessaire à son redressement, le dentiste pourra songer à ôter cette dernière; mais souvent une difformité apparente se corrige naturellement à la longue, et le praticien expérimenté sait reconnaître dans quels cas la nature s'écarte assez de ses règles ordinaires pour appeler les secours de l'art. Les canines définitives, par exemple, paraissent presque toujours sortir trop en avant de la ligne des autres dents, et pourtant, si celles-ci sont convenablement placées, cette irrégularité finit par se corriger d'elle-même.

L'exemple suivant montrera quel est le danger de s'adresser, pour corriger les irrégularités des dents, à des personnes étrangères à l'art du dentiste. Je fus appelé auprès d'une jeune fille turque de seize à dix-sept ans pour examiner ses deux canines supérieures qui étaient fortement ébranlées, et qu'on me priait de consolider s'il était possible. Je reconnus que ces canines étaient des dents temporaires et que les canines définitives manquaient. On me dit que quelque temps auparavant on avait fait enlever à cette jeune fille deux surdents qui se trouvaient au niveau des dents ébranlées. Il était évident qu'on avait arraché les canines de la seconde dentition et qu'on avait laissé les canines temporaires qui ne pouvaient manquer de tomber quoi qu'on fasse pour les en empêcher. Ce cas n'est malheureusement pas le seul de ce genre qu'il m'ait été donné d'observer.

ARTICLE II.

De l'opportunité de l'extraction d'une dent définitive dans le but de rendre la dentition régulière.

S'il ne faut procéder à l'extraction des dents temporaires qu'avec prudence et circonspection, à plus forte raison ne doit-on sacrifier une dent définitive pour rendre la dentition régulière que dans les cas d'absolue nécessité.

Cette nécessité existe quelquefois; par exemple, quand le dentiste est appelé trop tard, et que, toutes les dents ayant pris leur place, il est impossible de trouver un espace dans lequel on puisse faire rentrer la dent qui a poussé dans une direction vicieuse. Ou encore, si une dent déviée blesse la joue ou la langue, et si l'action de la lime ne suffit pas pour faire cesser le mal. Mais heureusement, il est assez rare qu'il en soit ainsi; presque toujours, surtout si le sujet est jeune, il y aura moyen de faire de la place sans ôter la dent.

ARTICLE III.

Moyens de redresser les dents.

L'art du dentiste possède de nombreuses ressources pour arriver à ce but. Tantôt on pourra augmenter l'intervalle qui existe entre deux dents en interposant entre elles un corps susceptible d'augmenter de volume, comme un morceau de caoutchouc ou un petit coin de bois comprimé; tantôt on pourra augmenter l'étendue de l'arcade dentaire en disposant le long de la partie interne de la série des collets des dents un arc métallique élastique qui exercera une pression permanente tendant à écarter peu à peu les branches de cet arcade. On ne se fait pas d'idée, quand on n'a pas observé ces faits avec attention, des effets que l'on peut obtenir par une pression faible mais longtemps continuée sur ces parties osseuses. Un simple fil que l'on serre de temps en temps suffit parfois pour ramener en quelques semaines une dent déviée à sa position normale. La douleur est nulle, ces pressions causent un peu de gêne, et voilà tout. L'ébranlement des dents est peu considérable, et en maintenant la pression égale lorsqu'on a ramené la dent à sa position convenable, elle s'y consolide rapidement.

Comme on le conçoit aisément, il est impossible de donner des règles fixes pour le redressement des dents; l'invention du dentiste doit approprier à chaque cas les moyens convenables. Nous indiquerons cependant quelques préceptes généraux :

1° On doit rejeter, dans le redressement des dents, les moyens qui agissent par secousses et qui ont pour but d'obtenir d'un seul coup un résultat considérable; on s'exposerait par de semblables moyens à rompre le cordon vasculo-nerveux de la dent ou à ébranler celle-ci de manière à rendre sa chute inévitable, il faut préférer les moyens qui ont une action lente et continue.

2° Le succès du redressement est d'autant plus assuré que le sujet est plus jeune et que le bord alvéolaire offre plus de place aux dents à redresser.

3° Il faut avoir soin de se ménager l'espace nécessaire pour recevoir la dent à redresser, prendre les points d'appui sur plusieurs dents à la fois, afin de les ébranler le moins possible, et observer assidûment les gencives et le degré d'ébranlement de la dent. Si on voyait la dent augmenter de longueur, et si un suintement s'établissait entre son collet et la gencive, il faudrait remédier à ce dernier phénomène par des gargarismes ou d'autres moyens convenables et suspendre les tractions pour ne songer momentanément qu'à consolider la dent dans la position qu'elle occupe.

Le redressement des dents, outre la satisfaction qu'il procure lorsqu'il réussit à rendre aux arcades dentaires leur régularité, a une grande importance comme moyen préventif de certaines maladies. Une dent déviée peut blesser continuellement la langue ou la face interne de la joue en un certain point, et y déterminer une ulcération qui prend parfois à la longue un mauvais caractère.

De plus, les dents irrégulières sont difficiles à nettoyer, les substances alimentaires et le tartre séjournent plus longtemps dans leurs interstices, ce qui augmente beaucoup les chances de carie, de maladie des gencives et de perte des dents.

En résumé, c'est au moment de l'évolution des dents de la seconde dentition qu'il est nécessaire d'examiner souvent la bouche des enfants; il ne faut pas attendre jusqu'à la puberté pour faire remédier aux irrégularités qu'elles présentent, l'art du dentiste possède de nombreuses ressources pour corriger ces irrégularités. Nous espérons que ces considérations suffiront pour éveiller sur ce point la sollicitude des parents.

ARTICLE IV.

Soins hygiéniques proprement dits.

Après avoir exposé les principaux moyens dont dispose l'art du dentiste pour donner aux dents une disposition régulière, examinons les règles de l'hygiène dentaire proprement dite, c'est-à-dire les préceptes au moyen desquels les dents pourront être préservées des maladies qui peuvent les atteindre.

Influence du tempérament. — Remarquons d'abord que certains tempéraments prédisposent aux maladies des dents; tel est le tempérament lymphatique, c'est-à-dire qu'on doit, en suivant les préceptes de l'hygiène générale, chercher à modifier ces tempéraments; mais nous ne pouvons envisager la question à un point de vue aussi général, nous nous proposons de donner ici les préceptes hygiéniques qui sont spécialement applicables aux dents.

La température des aliments est importante à considérer au point de vue de leur action sur les dents; *frigidum inimicum dentibus*, a dit Hippocrate. Les aliments trop chauds ou trop froids sont également nuisibles, et les alternatives de ces températures extrêmes sont très-pernicieuses. A ce ujet, nous croyons devoir signaler ici une habitude très-répandue en Orient, habitude que nous nous sommes bien gardé d'adopter pour notre part, parce que nous la regardions comme funeste. Les Turcs offrent avant le café quelque friandise sucrée, après laquelle on présente un verre d'eau dont la température très-froide est une qualité que chaque maître de maison cherche à obtenir. Immédiatement après avoir avalé ce verre d'eau on prend le café. Ces alternatives de chaud et de froid peuvent faire fendre l'émail et agir sur la pulpe à travers l'ivoire qui est meilleur conducteur de la chaleur que les autres tissus du corps humain, de manière à enflammer cette pulpe et à causer ainsi de vives douleurs et parfois la perte de la dent.

La consistance des aliments peut influer aussi sur le bon état des dents. Comme nous l'avons vu, l'appareil dentaire de l'homme est conformé de manière à montrer qu'il est apte à digérer des aliments de nature et de consistance diverses, et l'examen anatomique du reste de son organisme montre que la variété dans le régime alimentaire est pour lui une condition de santé. Cette condition est également importante pour les dents considérées en particulier. En général, les substances alimentaires qui servent à la nourriture de l'homme ne sont pas d'une consistance très-dure; cependant, il en est quelques-uns, comme le sucre, qui exigent des efforts assez énegiques pour être brisés, et s'ils ne sont pas assez durs pour rayer l'émail, comme on l'a dit, ils peuvent du moins être la cause de chocs des couronnes des dents capables de briser l'émail et même l'ivoire; le même accident peut se produire quand on veut casser entre les dents des noix, des noyaux de fruits, etc. Notons ici l'habitude vicieuse de certaines personnes de serrer entre leurs dents des épingles ou d'autres petits corps métalliques, de couper du fil avec leurs incisives, on peut, en agissant ainsi, ébrécher l'émail des dents. Cependant, la mastication d'aliments d'une certaine consistance est utile à l'entretien des dents, elle empêche l'accumulation du tartre et raffermit les gencives. Il faut avoir soin, autant que possible, de mâcher des deux côtés, sinon les dents du côté dont on ne se sert pas se couvrent de tartre, leurs gencives deviennent molles et fongueuses, et ces dents finissent par s'ébranler.

Nous avons encore ici à signaler une habitude vicieuse de l'Orient : les Orientaux mangent la viande et tous leurs aliments excessivement cuits, de sorte qu'ils sont de consistance très-molle ; c'est à cette habitude que nous attribuons un état morbide des gencives très-fréquent en Turquie, état pathologique dans lequel on trouve ces parties d'un rouge violacé, gonflées, d'une mollesse presque fongueuse, saignant et suppurant facilement. Les dents sont en même temps couvertes de tartre.

C'est ici le lieu de parler aussi de l'usage si répandu chez les femmes de l'Orient de mâcher continuellement de la gomme mastic. Cette substance n'a rien de pernicieux par elle-même, elle donne à l'haleine une odeur assez agréable et raffermirait les gencives si on en usait modérément; mais elle finit par les irriter à cause de l'abus qu'on en fait.

La nature des aliments exerce une grande influence sur les dents. En premier lieu, il faut citer les *aliments acides*, tels que les fruits peu mûrs ou ceux qui restent acides à l'époque de leur maturité, comme les groseilles. On a accusé ces aliments d'agir chimiquement sur l'émail des dents; il est évident qu'un acide, même faible, peut agir à la longue sur l'émail des dents, composé principalement de sels de chaux. Les *boissons acides* ont le même inconvénient; on a accusé le cidre en particulier de causer la carie dentaire d'une manière endémique chez certaines populations qui en font leur boisson habituelle, mais peut-être n'a-t-on pas assez tenu compte d'autres influences locales.

Le *sucre* est regardé par la plupart des auteurs comme provoquant la carie des dents; les dents sont en effet agacées lorsqu'on mange des sucreries en certaine quantité, de même que lorsqu'elles sont en contact avec une substance acide. Le sucre, d'après certains auteurs, agirait à la manière des acides en se transformant en partie en acide lactique au contact des liquides de la bouche. Il est certain que l'abus de ces substances est nuisible, mais cela ne suffit pas pour les proscrire complétement; le sucre joue un rôle important dans l'économie, et les aliments acides eux-mêmes sont utiles dans le régime alimentaire des habitants des pays chauds. C'est donc l'abus de ces substances qu'il faut éviter. Il est un fait qui a pu faire croire à la mauvaise influence du sucre sur les dents, c'est que les dents gâtées, même lorsqu'elles le sont très-peu, sont très-sensibles au contact des matières sucrées; mais cette impression causée par le sucre est un effet d'une carie déjà existante.

L'abus des *liqueurs alcooliques* est aussi très-funeste aux dents. En supposant même que l'alcool n'agisse pas chimiquement sur ces organes, il irrite la muqueuse buccale et en particulier les gencives, et cet état anormal des parties molles peut à la longue faire ressentir aux dents des effets fâcheux.

Il est d'autres aliments qui, sans agir directement sur les dents, peuvent produire des maladies générales dans lesquelles ces organes se trouvent atteints. On sait, par exemple, qu'on a accusé l'usage exclusif des *viandes salées* de produire le scorbut. Quoique l'étiologie du scorbut soit plus complexe que ne le fait supposer cette proposition, les personnes qui seraient forcées de faire un usage habituel de ces aliments doivent chercher à y associer des substances végétales en certaine quantité.

La nature des eaux est très-importante à étudier au point de vue de l'hygiène dentaire. On a accusé, par exemple, les eaux de puits de contribuer puissamment à l'altération de l'émail des dents. On sait que dans certains pays calcaires les eaux de puits sont séléniteuses et contiennent une grande proportion de sulfate de chaux. Certains faits tendent à faire penser que la silice contenue en trop grande quantité dans les eaux potables favorise la formation du tartre.

Quant aux précautions relatives aux vêtements et aux vicissitudes atmosphériques, il n'y a pas d'autres préceptes à suivre que ceux de l'hygiène générale. Disons seulement que, d'après M. le docteur Bouchardat, le froid humide serait la principale cause du scorbut et aurait par conséquent une influence fâcheuse sur les dents et les gencives.

Certains *climats* prédisposent plus que d'autres à la carie dentaire et aux maladies de la bouche; ainsi, la carie des dents est fréquente en Turquié, et nous avons souvent occasion d'observer dans ce pays une maladie particulière des gencives dans laquelle ces parties sont gonflées et suppurent. En les pressant on fait sortir le pus autour du collet des dents. D'autrefois, la carie dentaire coïncide avec des affections du maxillaire, c'est-à-dire qu'elle existe simultanément soit avec la nécrose du maxillaire et une fluxion des joues, soit avec certaines fistules de la face avec l'engorgement des ganglions de la région cervicale [1].

ARTICLE V.

Soins de propreté.

Parmi les soins hygiéniques utiles pour entretenir le bon état des dents, il n'en est pas de plus importants que les soins de propreté. Malgré leur efficacité, ces soins sont trop généralement négligés ou mal entendus, il est donc utile d'y insister. Rien n'est plus pernicieux pour la bouche que la

1. Voy. *Traité de Pathologie*, par M. le Dr J. M. Beyran. Paris, 1858, page 135.

négligence de ces soins si simples et si agréables dès qu'on en a contracté l'habitude; cette négligence est certainement la principale source des maladies des dents, il faut donc de bonne heure habituer les enfants à faire usage de la brosse et à se rincer la bouche assidûment. On évitera ainsi de leur voir perdre des dents saines et qui ne tombent que parce qu'elles sont déchaussées et ébranlées par l'accumulation du tartre. J'ai souvent à remplacer des incisives inférieures à des jeunes filles de seize à diz-sept ans qui n'ont perdu ces dents que parce qu'elles sont déchaussées et ébranlées par l'accumulation du tartre. Elles ont ainsi recours trop tard au dentiste, et sont réduites à faire réparer par des moyens artificiels une perte qu'elles auraient évitée grâce à une petite opération faite en temps opportun et à l'observation de quelques conseils très-simples.

Le premier de tous les soins journaliers qu'exige la conservation des dents, c'est de se *rincer la bouche* tous les matins, immédiatement en sortant du lit avec de l'eau à la température de la chambre dans laquelle on se trouve, c'est-à-dire dix à douze degrés. Cette précaution de n'employer d'abord que de l'eau, est utile en ce que ce liquide commence par dissoudre le mucus et les autres enduits qu'il s'agit d'enlever et que l'on se bornerait à étendre sur les dents et sur les gencives si on se servait immédiatement de la brosse. L'eau pure suffit pour les personnes qui ont les dents saines et la bouche en bon état. Celles qui ont les gencives fongueuses et molles feront bien d'y ajouter quelques gouttes de bonne eau-de-vie; ou, ce qui vaut encore mieux, de s'adresser à leur dentiste pour qu'il leur formule un élixir convenable.

On se sert ensuite de la *brosse* qu'il faut faire agir verticalement, c'est-à-dire dans le sens de la longueur des dents; lorsqu'on la fait agir horizontalement, de droite à gauche, on ne fait qu'étendre le limon et l'accumuler dans les interstices des dents, dans lesquels la brosse ne pénètre pas. De plus, en agissant ainsi, la brosse finit par détruire ce gracieux feston que forment les gencives autour de la série des collets des dents, ce qui nuit à leur solidité et à la belle apparence de la bouche.

Il faut brosser la face postérieure des dents comme la face antérieure : on a fait dans ce but des brosses coudées qui facilitent cette manœuvre; ces brosses doivent être douces et faites en crins de cheval. Les brosses sont bien préférables aux éponges et aux morceaux de certaines racines dont l'usage est assez répandu en Orient. Les Orientaux se servent aussi beaucoup pour se frotter les dents et les gencives d'une espèce de mousseline appelée *tulbend*. Ce moyen, comme les précédents, a le grave inconvénient de ne pas nettoyer les interstices des dents; de plus, il irrite les gencives.

Les ablutions avec l'eau pure et l'usage de la brosse devraient être adoptés par tout le monde et dès l'enfance; mais chez l'adulte, et surtout chez les personnes qui ont quelques dents gâtées ou quelque prédisposition morbide de la muqueuse buccale, l'eau pure ne suffit pas pour entretenir la blancheur des dents et la pureté de l'haleine.

On fait usage, dans ce but, de *poudres*, d'*opiats* et d'*élixirs*. Ces agents doivent, comme nous l'avons dit, entretenir la blancheur des dents, et non pas rendre blanches celles qui ne le sont pas naturellement. Il est, en effet, des dents qui, bien que très-saines et très-bien soignées, ont une teinte jaune; il ne faut pas espérer la faire disparaître, on n'y parviendrait qu'en se servant de poudres ou d'élixirs contenant un acide, et pour obtenir une blancheur éphémère, on s'exposerait à perdre ses dents.

Il faut aussi s'abstenir des poudres de *pierre ponce* et de *charbon*, l'une et l'autre rayent l'émail, et de plus, le charbon en s'introduisant entre le collet de la dent et la gencive, ou même sous l'épithélium de la muqueuse, forme à la longue de petites ramifications d'une teinte violacée et d'un aspect désagréable.

En général, il faut se méfier des poudres préparées par les parfumeurs et que l'on trouve habituellement dans le commerce; elles sont presque toutes à base acide, et cela se conçoit, car les fabricants, étrangers aux règles de l'hygiène, ne cherchent à donner à leurs produits que les qualités qui en facilitent la vente; or le public est tout disposé à trouver bonne une poudre acide qui blanchit facilement les dents.

Aussi, pour le choix des dentifrices, le mieux est-il de consulter son dentiste, qui formulera une poudre, un opiat ou un élixir approprié à l'état de la bouche de son client et aux qualités de l'émail de ses dents.

Il est bon de se servir d'un dentifrice, même dans l'état de santé des dents, c'est alors un moyen hygiénique habituel, et un détail de toilette qui a son utilité. Chaque dentiste a généralement un dentifrice et un élixir dont la formule lui appartient et qu'il conseille à ses clients d'une manière générale; l'expérience et les connaissances théoriques d'un dentiste consciencieux sont en effet les meilleurs guides à suivre dans le choix de ces préparations. C'est ainsi que nous conseillons à nos clients un opiat et un élixir que l'on trouve à la pharmacie de MM. Édouard Ottoni et François Della Souda, à Péra.

L'opiat s'emploie de la manière suivante : on trempe la brosse dans l'eau et on étend à sa surface un peu d'opiat, puis on frotte les dents et les gencives de la manière que nous avons indiquée précédemment. L'usage de la liqueur consiste à en mettre quelques gouttes dans un verre, puis à verser de l'eau jusqu'à ce que le mélange soit d'un blanc rosé. On se rince la bouche avec ce mélange; il a le double avantage de purifier l'haleine et de fortifier les gencives.

Un usage très-répandu parmi les Orientaux consiste à se nettoyer les dents après le repas avec du savon. Cette pratique, recommandée par le Koran, aurait peut-être un effet salutaire en neutralisant les substances acides qui peuvent se trouver en contact avec les dents, mais il faudrait pour cela qu'elle fût suivie avec modération et discernement. Nous avons observé que le contact souvent répété de ce savon, qui a pour base des alcalis énergiques, fait gonfler démesurément les gencives et les rend très-molles et facilement saignantes. Nous préférerions voir adopter l'usage de l'eau pure pour ces ablutions.

De l'enlèvement du tartre. — Les personnes qui négligent de donner chaque jour à leurs dents les soins que nous venons de conseiller, ne tardent pas à voir ces organes envahis par le *tartre*, enduit de nature très-complexe, d'abord mou, mais prenant à la longue une consistance très-dure. Ce tartre s'accumule d'abord dans les interstices des dents, recouvre peu à peu toute la partie inférieure de la couronne, repousse la gencive et y produit des échancrures de plus en plus profondes qui découvrent le collet de la dent et une partie plus ou moins grande de sa racine. La gencive, continuellement irritée par la présence de cette concrétion qui prend une dureté pierreuse, devient rouge, fongueuse et saignante, la dent, soulevée peu à peu, paraît plus longue et s'ébranle, elle finit même par tomber si on ne porte pas remède à cet état fâcheux. Les choses n'en viennent jamais à ce point chez les personnes qui ont soin de leurs dents; cependant, même chez celles-ci, il est rare qu'il ne s'amasse pas à la longue un peu de tartre dans les interstices.

Il est nécessaire de faire examiner de temps en temps sa bouche par le dentiste pour qu'il enlève le tartre durci qui résiste à la brosse. Cette opération, qui ne cause aucune douleur, mais qui exige beaucoup de soins, se fait au moyen d'instruments en acier de formes variées. Les uns servent à faire éclater le tartre dans les endroits où il est accumulé en plus grande quantité, et où il a pris une dureté pierreuse; avec les autres on enlève en grattant les couches plus minces de cet enduit.

L'action de ces instruments n'a aucun effet fâcheux pour les dents lorsqu'ils sont maniés par une main expérimentée. Un préjugé vulgaire détourne un grand nombre de personnes de se soumettre à cette opération si utile à la conservation des dents; ces personnes croient que l'action des instruments d'acier détériore l'émail. L'émail est une substance trop dure pour que le tranchant de ces instruments puisse l'entamer lorsqu'on les fait agir en frottant avec précaution et sans produire de chocs. Nous espérons que ce préjugé disparaîtra bientôt complétement et qu'il n'empêchera plus les personnes qui tiennent à conserver leurs dents de faire enlever une substance dont l'accumulation suffirait pour les leur faire perdre, bien qu'elles fussent parfaitement saines d'ailleurs.

Nous terminerons cette exposition de l'hygiène dentaire par quelques considérations sur les effets produits par la fumée de tabac sur les précieux organes dont nous nous occupons.

ARTICLE VI.

De l'usage du tabac à fumer.

Au point de vue de l'hygiène dentaire, la connaissance des effets de la fumée de tabac présente un intérêt tout particulier. La plupart des auteurs qui ont abordé cette question se prononcent contre l'usage du tabac et l'accusent d'être une puissante cause de carie; cependant il serait nécessaire de consulter l'expérience pour savoir jusqu'à quel point elle confirme cette proposition. Voici quelles sont les principales raisons données par les auteurs qui regardent l'habitude de fumer comme pernicieuse pour les dents.

La *température de la fumée* provenant de la pipe ou du cigare a été considérée comme pouvant agir d'une manière fâcheuse sur les dents. Et, en effet, cette fumée, dont la température est assez élevée, arrivant par intermittences dans la bouche, et en alternant avec des inspirations d'un air plus ou moins froid, produit une condition fâcheuse pour la muqueuse buccale et les dents.

La *nature des principes* contenus dans la fumée de tabac a été regardée comme une des principales causes qui rendent l'action de cette fumée pernicieuse pour la substance dentaire. Parmi les vapeurs et les gaz de diverses natures qui se dégagent pendant cette sorte de distillation que subit le tabac dans l'action de fumer, il est un principe volatil, très-âcre, signalé par Vauquelin, et dont la nicotine forme la base; il se forme aussi de l'acide pyroligneux une certaine quantité d'ammoniaque et des produits pyrogénés (Orfila).

Les auteurs qui ont attribué au tabac des propriétés funestes pour les dents considèrent ce principe âcre et volatil comme étant celui qui lui donne ces propriétés. Il est facile de constater qu'il s'accumule dans les interstices des dents des fumeurs une substance brune dont il est difficile de les débarrasser complétement; mais on ne pourrait dire exactement dans quelle proportion l'usage du tabac a augmenté la fréquence de la carie. On n'a pas trouvé que la salive des fumeurs fût plus acide que celle des personnes qui n'ont pas l'habitude de fumer.

Cependant, si l'action de ces principes plus ou moins âcres sur la substance des dents n'est pas parfaitement prouvée, on peut affirmer que, par leur action irritante sur la muqueuse buccale, ils activent les sécrétions de cette muqueuse en même temps que celle des glandes salivaires et provoquent la production d'une plus grande quantité de tartre. Donc, même en admettant que les principes contenus dans la fumée de tabac ne causent pas directement la carie, on voit qu'il n'en est pas moins vrai que les fumeurs ont besoin de veiller au bon entretien de leurs dents avec plus de sollicitude que les autres personnes.

Le *mode d'emploi* du tabac à fumer doit aussi entrer en considération quand on veut apprécier ses effets sur les dents. Quand on fume le *cigare*, le tabac étant brûlé à l'air libre, le principe âcre, dont nous avons parlé, est en grande partie décomposé, aussi la fumée du cigare est-elle moins irritante pour la muqueuse buccale que celle de la pipe. Mais la température de la fumée de cigare est plus élevée que celle de la fumée des pipes munies d'un long tuyau.

Ce que nous venons de dire du cigare s'applique à la *cigarette*.

La fumée de la *pipe* est plus âcre que celle du cigare, surtout quand la pipe est faite d'une matière imperméable; la terre de pipe a l'avantage d'absorber une partie du principe âcre qui se forme pendant la combustion du tabac. Les *pipes de terre* ont l'inconvénient d'user les dents à l'endroit où on place le tuyau.

Les Turcs ne se servaient pas des pipes de terre si usitées en Europe, lorsque, l'année dernière, un édit impérial défendit l'usage de la cigarette à la suite de l'incendie d'un hôpital. On vit aussitôt les sujets du sultan se munir de pipes de terre pour fumer dans les rues, ce qui était une grande nouveauté à Constantinople.

Le *tchibouk* est la pipe la plus usitée en Turquie; la longueur de son tuyau a le grand avantage de permettre à la fumée de se refroidir avant d'arriver à la bouche. On se sert, pendant l'hiver, de tuyaux en cerisier, et pendant l'été, de tuyaux en jasmin qui communiquent à la fumée une odeur suave. Le tuyau du tchibouk est muni d'un bout d'ambre qui n'use pas les dents et qu'il est facile de tenir parfaitement propre, ce qui est très-important, car le même tuyau sert successivement à un grand nombre de personnes.

Le *tutun*, ou tabac turc, que l'on fume dans le tchibouk, est d'une couleur jaunâtre, d'un goût moins âcre et d'une odeur moins forte que le caporal (Voy. *La Turquie médicale*, mémoire à l'Académie Impériale de médecine de Paris, 1854, par le docteur J.-M. Beyran).

Le *narghilé* est une pipe dans laquelle la fumée, avant d'arriver à la bouche, passe dans un vase contenant de l'eau. Cette disposition et la longueur du tuyau ont l'avantage de refroidir la fumée et de lui enlever un peu de son âcreté. Le tabac que l'on fume dans le narghilé est très-âcre, on le cultive en Perse et il est connu sous le nom de *tembéki*. Avant de mettre ce tabac dans le narghilé, on a soin de le laver sous un courant d'eau et de l'exprimer. Son usage a plus d'inconvénients que celui du tutun, mais il est moins usité (Beyran).

Nous devons parler aussi de l'*influence calmante* attribuée par le vulgaire à la fumée de tabac dans les odontalgies. Comme toutes les solanées vireuses, le tabac a, en effet, une action narcotique marquée, surtout chez les personnes qui n'ont pas l'habitude de fumer; il peut donc calmer les douleurs de dents. De plus, on sait que certains produits pyrogénés ont la propriété d'empêcher la décomposition des substances animales; il est possible que quelques-uns des principes de la fumée de tabac agissent d'une manière analogue. Cet effet, que nous indiquons comme possible, aurait besoin d'être constaté; d'ailleurs il ne suffirait pas pour compenser les inconvénients que nous avons signalés, inconvénients qui obligent les fumeurs à visiter souvent leur dentiste et à observer avec le plus grand soin les préceptes de l'hygiène dentaire.

CHAPITRE III.

Pathologie et thérapeutique.

ARTICLE PREMIER.

Fréquence et importance des maladies des dents.

L'observation assidue des préceptes hygiéniques les mieux entendus, la direction la plus sage donnée à l'évolution des dents ne sont pas des garanties infaillibles de la conservation de ces précieux organes dans un état de santé parfaite. Placées pour ainsi dire entre le monde extérieur et l'organisme vivant, les dents sont exposées à des maladies qui peuvent leur venir de l'influence de l'un ou de l'autre, et on peut dire que, pour les dents, il n'est pas de petite lésion, tant à cause de leur petit volume que de l'importance de leurs fonctions; et surtout parce que, privées d'une vitalité qui leur soit propre, elles ne réparent pas les pertes de substance et les autres traces laissées par les accidents morbides. On a vu, il est vrai, des exemples de consolidation entre les deux fragments d'une dent cassée; mais il faut, pour que ce phénomène puisse se produire, que la fracture présente des dispositions anatomiques particulières, et la manière même dont se fait la consolidation montre que le tissu éburné de la dent ne fournit aucun élément à ce travail réparateur, c'est la partie vivante qui fournit une sorte de gangue molle d'abord et qui prend ensuite une consistence osseuse et englobe dans sa masse les extrémités les plus voisines des deux fragments de l'ostéide.

Les maladies des dents sont graves à un

autre point de vue; lorsque les rapports normaux entre les parties vivantes et la partie dure de la dent sont dérangés, cette partie dure agit comme un corps étranger, et si l'art n'intervient pas promptement pour faire cesser les phénomènes morbides, ils s'agravent de plus en plus, et la perte de l'organe devient inévitable.

Il n'entre pas dans le plan de cet opuscule, destiné plutôt à répandre parmi les gens du monde des notions qu'il est utile de vulgariser qu'à servir à l'étude de l'art du dentiste, de donner une description complète des maladies dents; nous ne ferons donc que mentionner les plus importantes, et nous nous bornerons aux détails qui sont nécessaires pour faire apprécier les ressources de l'art, et montrer aux personnes qui ont besoin de ses secours combien il est important pour elle de ne pas les dédaigner et d'y recourir à propos.

ARTICLE II.

Principales causes des maladies des dents.

Parmi les causes des maladies des dents, on conçoit que les *causes traumatiques* doivent agir avec une grande fréquence; les dents, par leur situation et par leurs fonctions, sont continuellement exposées à des chocs contre des corps durs qui peuvent ébrécher l'émail, fracturer la dent, l'ébranler, faire sortir complétement un ou plusieurs de ces organes de leurs alvéoles.

A côté des causes traumatiques, il faut placer les causes chimiques qui agissent en attaquant l'émail et ensuite l'ivoire. Ces agents chimiques peuvent être gazeux et mélangés à l'air atmosphérique; le plus souvent ils sont liquides ou solides. Ce sont, par exemple, des acides forts qui auront été introduits dans la bouche dans l'intention de produire un empoisonnement; ou bien, comme nous l'avons déjà dit, qui entreront dans la composition de certains dentifrices. Plus souvent, ce seront des substances de composition chimique très-diverse qui se trouveront naturellement ou accidentellement contenues dans les boissons ou les aliments.

Les causes *internes* des maladies des dents ne sont pas moins nombreuses. Certains tempéraments, le tempérament lymphatique, par exemple, certaines cachexies, comme la cachexie scorbutique, prédisposent aux maladies des dents, comme nous l'avons déjà dit dans le chapitre consacré à l'hygiène. Cette prédisposition est annoncée assez souvent par certains caractères physiques des dents. On a remarqué, par exemple, que les dents courtes, bien rangées et suffisamment espacées, d'un blanc opaque ou laiteux, tirant un peu sur le jaune, et revêtues d'un émail brillant, étaient rarement malades. Ces dents appartiennent en général à des personnes d'un tempérament sanguin et d'une bonne constitution. Les dents qui sont d'un blanc un peu azuré et comme transparentes sont souvent atteintes par la carie ; cet aspect des dents se rencontre chez des personnes prédisposées à la phthisie tuberculeuse.

Les personnes atteintes de syphilis sont menacées de perdre leurs dents, non-seulement sous l'influence de la maladie elle-même, mais encore par quelques accidents qui peuvent être provoqués par le traitement; on sait combien les médecins sont obligés de surveiller la bouche des malades à qui ils font subir un traitement mercuriel, afin de leur éviter les inconvénients de la stomatite. Le malade doit en pareil cas redoubler d'attention dans les soins qu'il donne à sa bouche, et la faire visiter plusieurs fois par son dentiste pendant le temps que dure le traitement, et encore pendant un certain temps après qu'il a cessé.

ARTICLE III.

Énumération des maladies des dents.

Les maladies qui naissent sous l'influence de ces causes si diverses ont leur siége tantôt sur la partie dure de la dent, tantôt sur la pulpe ou les parties molles immédiatement en rapport avec l'ostéide. Nous donnerons, d'après M. Lefoulon, l'énumération suivante des maladies des dents :

« Dans une première série, nous trouvons l'*usure*, l'*entamure*, la *fracture*, l'*atrophie* des dents, la *décomposition* de l'émail, la *décoloration*, la *carie* des dents, la *consomption* des racines et même leur exostose. La seconde série nous présente l'*inflammation de la pulpe dentaire*, sa *fongosité*, son *ossification*, et les différentes *névroses* dentaires. La troisième renferme les maladies des dents relatives à leurs connexions, l'*ébranlement*, la *luxation*, la *dénudation des racines*, les *concrétions* qui se forment sur les dents. »

Nous ne pouvons décrire ici d'une manière spéciale les symptômes et le traitement de toutes ces maladies, nous nous bornerons à des remarques pratiques générales, en insistant surtout sur ce qui regarde la plus fréquente de toutes, c'est-à-dire la carie, qui est celle qui, plus que toutes les autres, rend nécessaire la vulgarisation de certaines connaissances relatives à l'art du dentiste, afin de faire cesser la négligence déplorable d'un trop grand nombre de personnes qui ne songent à faire porter remède à leur mal que quand elles y sont forcées par la douleur, et qu'une opération très-douloureuse elle-même peut seule les soulager en les privant d'un organe utile.

ARTICLE IV.

Idée générale du traitement des maladies des dents autres que la carie.

Relativement aux *maladies de cause traumatique*, nous nous bornerons à dire qu'il est, plus souvent qu'on ne le croit, possible d'y remédier. Une dent ébranlée par un choc doit être immédiatement rétablie dans sa position normale et maintenue immobile par des ligatures ou un appareil convenable, et, en général, elle se consolide sous l'influence de ce traitement. Une dent complétement sortie de son alvéole ne doit pas encore être considérée comme définitivement perdue; on connaît dans la science un grand nombre de cas dans lesquels une dent arrachée et replacée dans son alvéole très-peu de temps après l'accident, s'est consolidée et a rendu les mêmes services que les autres dents.

N'oublions pas non plus que la consolidation même de la fracture d'une dent est est encore possible, quand les rapports des rapports des fragments avec la pulpe et le périoste n'ont pas été complétement détruits.

Enfin, dans les cas les plus malheureux, c'est-à-dire lorsque le sujet doit rester privé d'une ou de plusieurs dents, la prothèse dentaire peut encore réparer le désordre et remplacer les organes qui manquent par des dents artificielles qui, lorsqu'elles sont bien faites et convenablement posées, rétablissent la bonne apparence de l'appareil dentaire et rendent des services précieux dans l'acte de la mastication.

Les maladies de cause interne et, en général, celles qui attaquent les parties molles qui sont en rapport avec la dent ou qui affectent la pulpe, nécessitent un traitement médical, ou des moyens topiques très-variables; en général, la douleur ou une suppuration ordinairement fétide avertissent le malade de la nécessité de recourir à un traitement, et le dentiste, de concert avec le médecin, administrera les remèdes convenables, ou en viendra aux moyens chirurgicaux si cela est nécessaire; c'est ainsi qu'une suppuration de la pulpe pourra nécessiter sa destruction par le cautère actuel ou par l'application de substances caustiques, qu'il pourra être nécessaire d'ouvrir un abcès de la gencive, ou enfin de pratiquer l'extraction d'une dent atteinte d'exostose de la racine. On conçoit que nous ne puissions entreprendre de traiter ici toutes les parties de ce vaste sujet; arrivons aux détails relatifs à la carie.

ARTICLE V.

De la carie des dents.

Encore aujourd'hui, les auteurs ne sont pas d'accord sur la véritable *nature* de la carie des dents; les uns la regardent comme une altération due à une œuvre chimique qui détruirait peu à peu le tissu de la dent sans qu'il y ait aucune action vitale dans ce phénomène. Les autres la regardent comme une véritable ulcération de la dent, c'est-à-dire comme un phénomène vital, que l'on pourrait assimiler aux affections qui produisent des ulcérations dans les autres tissus de l'économie. La nature de l'ivoire, le défaut de vaisseaux et de nerfs dans son tissu ne permettent pas d'adopter cette dernière manière de voir; cependant, comme il y a des caries qui paraissent débuter dans l'intérieur de la dent, cela fait hésiter à admettre que toute carie est due à une cause chimique venue du dehors, opinion récemment soutenue en Angleterre par M. Donalson Mackensie (*De la cause prochaine de la carie*; voy. *Quarterly journal of dental science*, 1857). Nous pensons, que pour trouver la véritable explication, il faut tenir compte à la fois de l'influence des agents chimiques venus du dehors et de la présence d'une partie vivante au centre de la dent, partie qui peut être le point de départ de la carie, et qui, dans tous les cas, mêle un élément vital à la décomposition chimique de l'ivoire.

Les *causes* de la carie ont été signalées au commencement de ce chapitre, et dans celui qui est consacré à l'hygiène, on a vu qu'elles étaient très-nombreuses; en effet, presque tous les accidents morbides qui atteignent les dents aboutissent à la carie : les dents qui y sont le plus exposées sont les molaires, qui sont ordinairement attaquées dans un point des sillons qui parcourent leur face triturante.

Lorsque les incisives ou les canines sont atteintes de la carie, c'est ordinairement sur leur face antérieure, et aux environs du collet. Les dents de la mâchoire inférieure présentent cette lésion moins souvent que celles de la supérieure.

On a distingué pendant longtemps les différentes espèces de carie en carie externe et carie interne, en carie sèche, humide et pourrissante; la division suivante est celle de Maury, à laquelle M. Duval a ajouté une dernière classe de caries.

Ainsi modifiée, cette division comprend sept espèces de caries, savoir : les caries *calcaire*, *écorçante*, *perforante*, *charbonnée*, *diruptive*, *stationnaire*, et carie *simulant l'usure*.

Première espèce (carie calcaire). — Elle se présente sous la forme d'une dépression circulaire au niveau du collet de la dent, on voit en cet endroit l'émail plus blanc que dans l'état naturel, friable, inégal, semblable à de la chaux, et si on touche la dent en un point de la lésion, le malade manifeste une sensibilité très-vive. Elle est très-fréquente dans la jeunesse ou à la suite de maladies inflammatoires très-graves; elle s'arrête avec l'âge, et la partie altérée devient jaune et sensible. La marche de cette carie est lente, et on peut la rendre stationnaire en disposant la cavité de manière à ce que les liquides ne puissent y séjourner.

Deuxième espèce (carie écorçante). — L'émail, dans cette deuxième espèce, prend une teinte jaunâtre près de la gencive, devient très-friable et se détache par parcelles. La substance éburnée, d'abord jaune, ensuite brune, est mollé et peut se couper par lames; la dent est sensible. On a remarqué que cette carie coïncidait souvent avec les affections dartreuses.

Troisième espèce (carie perforante). — Cette carie, la plus fréquente de toutes, peut se montrer sur toutes les parties de la couronne des dents; mais plus souvent sur la face triturante des molaires. L'ivoire de la dent prend une teinte tantôt jaune, tantôt brune, se ramollit, devient humide et contracte une odeur fétide qui se communique à l'haleine. Il se forme sous l'émail une excavation qui s'agrandit plus ou moins rapidement et communique au dehors par une ouverture étroite. Les parois de cette cavité sont sensibles à l'impression du froid, à l'action des acides, du sucre et au contact des corps solides. Lorsque la lésion atteint la cavité de la pulpe, et même parfois avant, les douleurs deviennent insupportables. Peu à peu, l'ivoire est détruit, et l'émail qui n'est plus soutenu se casse sous l'influence du moindre choc, enfin il ne reste plus que la racine qui cesse, en général, d'être douloureuse, mais qui peut encore causer des fluxions, et entretient ordinairement un état fongueux des gencives.

Quatrième espèce (carie charbonnée). — On ne l'observe guère que pendant la période de la vie comprise entre quinze et trente ans, et particulièrement chez les personnes prédisposées à la phthisie pulmonaire. Elle commence ordinairement par l'apparition de tache noirâtre que l'on observe sur un des côtés de la dent à travers l'émail, qui en cet endroit paraît bleuâtre, noircit et se détruit facilement. A cette tache succède une cavité dont les parois sont sèches, friables, noires, sans odeur et dépourvues de sensibilité. La maladie fait des progrès rapides, et s'arrête ordinairement à la racine.

Cinquième espèce (carie diruptive). — Elle affecte le plus ordinairement les incisives, chez les personnes atteintes de phthisie; une tache jaunâtre avec perte de substance près du collet de la dent indique son début, et se propage vers la racine en formant un sillon brunâtre. La substance de la dent se ramollit, devient très-sensible aux impressions de chaleur et de froid, au contact des acides et des corps solides.

Sixième espèce (carie stationnaire). — C'est moins une carie distincte qu'une manière d'être de toutes les autres quand il arrive qu'elles cessent de faire des progrès. Parfois elles font disparaître l'émail sans attaquer l'ivoire. Celles qui s'arrêtent dans leur marche sont surtout des caries qui s'observent pendant les maladies graves.

Septième espèce (carie simulant l'usure). — Cette dernière espèce, assez difficile à reconnaître à son origine, parce qu'elle présente plutôt la trace d'une carie arrêtée spontanément qu'une carie en voie de développement a son siége sur la face triturante des dents molaires. Quand elle attaque les incisives ou les canines, ce qui est plus rare, on l'observe sur leur face antérieure, qui semble avoir été usée. Elle consiste en une dépression plus ou moins profonde, à bords peu élevés, dont le fond est quelquefois de niveau avec le collet de la dent. Cette cavité est lisse et unie, le plus souvent jaune, quelquefois brunâtre; le poli de sa surface pourrait la faire confondre avec l'usure des dents, si l'inspection des dents opposées ne suffisait pas à lever tous les doutes à cet égard.

ARTICLE VI.

Traitement de la carie.

C'est surtout sur cette partie de l'art du dentiste qu'il est important d'attirer l'attention de nos lecteurs; jamais, en effet, le praticien ne rend un plus grand service à son client que lorsqu'il parvient à lui conserver une dent qui commençait à s'altérer. Malheureusement nous n'avons pas assez souvent cette satisfaction, car il est bien peu de personnes qui s'attachent à rechercher si leurs dents commencent à se carier. Bien plus souvent, au contraire, on laisse marcher une carie très-apparente, et l'on croit justifier sa négligence en disant que la dent n'est pas douloureuse. On ne songe pas que c'est surtout quand la dent n'est pas douloureuse que l'on peut agir sur elle; et lorsque, contraint par des douleurs intolérables et des insommies répétées, on se rend enfin chez son dentiste, il ne lui reste, presque toujours, que le triste devoir de justifier en apparence l'horreur qu'inspire son ministère, en annonçant qu'il faut extraire la dent.

Outre les inconvénients d'avoir pendant longtemps dans la bouche une dent gâtée qui cause de la douleur et donne de la fétidité à l'haleine, jusqu'à ce qu'on finisse par la perdre, la négligence que l'on met à faire soigner une carie a des conséquences encore plus graves que le vulgaire ignore généralement. Une dent cariée fournit un liquide âcre très-propre à attaquer les dents voisines et à provoquer chez elles la maladie dont nous parlons. De plus, quand une dent a été détruite par la carie, il est assez ordinaire que celle qui est placée symétriquement de l'autre côté de l'arcade dentaire se gâte aussi ; il est donc important d'arrêter les progrès du mal dès son origine. Les moyens dont nous disposons sont très-efficaces pour arriver à ce but quand ils sont appliqués à temps. Et cela se conçoit *à priori*, car, de même qu'à cause de son défaut de vitalité propre, le tissu de la dent n'est pas apte à arrêter et à réparer de lui-même les lésions dont il est atteint; de même il n'est pas apte à les reproduire quand les parties malades out été enlevées et qu'on a mis la place qu'elles occupaient à l'abri des influences extérieures. Il faut, il est vrai, pour que cette proposition soit exacte, que la pulpe ou le périoste alvéo-dentaire ne soient pas malades.

Lorsque la carie, peu avancée, est réduite encore à une simple tache sans profondeur, on enlève, au moyen de la *lime*, la partie altérée. et une dent qui a subi cette opération peut rester intacte pendant toute la vie. Quoique l'émail soit évidemment une couche protectrice pour l'ivoire, il ne faut pas croire qu'une dent qui a été dépourvue de son émail dans un point de sa surface soit beaucoup plus qu'une autre prédisposée à la carie; les lésions de l'émail n'exposent beaucoup à la carie que lorsqu'elles sont accidentelles, parce qu'alors la perte de substance est inégale, anfractueuse, le plus souvent déjà creusée en cavité, et elle retient ainsi facilement le mucus altéré, les parcelles alimentaires, et en général toutes les substances qui hâtent l'action envahissante de la carie. Quand l'émail est enlevé par l'action de la lime maniée par un dentiste habile, il en est tout autrement; la surface de l'ivoire mise à nu est encore plus lisse que le reste de la dent, elle est d'autant plus facile à nettoyer que l'intervalle des deux organes voisins a été augmenté, rien ne séjourne sur cette partie, aussi est-il rare de voir une dent envahie de nouveau par la carie dans l'endroit où elle a été limée, lorsque la première carie a été complétement enlevée.

La partie limée est seulement un peu plus sensible que les autres à l'influence des agents extérieurs, surtout dans les premiers temps qui suivent l'opération. Parfois même cette exagération de la sensibilité devient une véritable douleur que l'on calme, en général en passant légèrement un petit cautère rougi à blanc sur la partie sensible.

Plombage ou *obturation de la dent.* — Lorsque la carie est un peu étendue et qu'elle a creusé dans la couronne de la dent une cavité d'une certaine profondeur, on ne peut plus faire usage de la lime, il faut, dans ce cas, plomber la dent.

On a donné à cette opération le nom de

plombage des dents, dans un temps où on se servait surtout de feuilles de plomb pour remplir les cavités creusées par la carie; le nom est resté à l'opération, du moins dans le langage des dentistes français, bien que la substance qui le lui a fait donner soit à peu près abandonnée; le mot *obturation* serait peut-être plus convenable pour la désigner.

On se sert encore de feuilles d'étain, mais la meilleure substance pour pratiquer cette opération est l'or en feuilles, lorsqu'il est bien pur et convenablement préparé. En effet, l'inaltérabilité de ce métal donne la certitude qu'il n'exercera aucune action chimique sur l'ivoire, et qu'il ne se laissera pas lui-même attaquer par les substances venues du dehors, quelles que soient leurs propriétés chimiques. De plus, la malléabiliié de l'or, lorsqu'il est pur et convenablement recuit, permet de le condenser en le foulant dans la cavité avec des instruments convenables, de manière à en former une masse aussi solide et aussi homogène que s'il avait été coulé à l'état liquide. On a vu des dents bien obturées au moyen de l'or rester intactes pendant tout le cours d'une longue existence en rendant les mêmes services pour la mastication que celles qui n'avaient jamais été atteintes par la carie. En outre, la couleur jaune pâle de l'or ne se voit pas à travers l'émail, tandis que les obturations faites avec un autre métal noircissent généralement.

Nous avons dit déjà plusieurs fois qu'il ne fallait pas attendre qu'une carie soit douloureuse pour y faire porter remède, cela est surtout important quand on veut jouir des bénéfices qu'offre une obturation faite à propos. En effet, on ne doit pas obturer une dent d'une manière définitive lorsqu'elle est douloureuse; en agissant autrement on s'expose à augmenter beaucoup la douleur et on est presque toujours obligé d'enlever le métal. Il faut, en pareil cas, commencer par faire disparaître la douleur et la sensibilité de la dent. Parfois la dent n'est sensible que parce que le fond de la cavité est exposé aux influences extérieures, il suffit alors de faire une obturation temporaire, soit avec du coton imbibé d'une solution calmante, soit avec de la gomme mastic ou une des nombreuses compositions qui ont été conseillées pour obturer les dents; seulement, si on se propose d'en venir plus tard à l'obturation au moyen de l'or, on a soin de n'employer que des matières qu'il est facile de retirer de la cavité. Lorsque ce moyen ne suffit pas pour calmer la douleur, on y parvient assez souvent en touchant les parois de la cavité avec un cautère rougi à blanc, ou en y maintenant pendant quelque temps des substances caustiques ou narcotiques. Quand la cavité de la pulpe a été atteinte par la carie et que cet organe vasculaire et nerveux est à découvert, le succès de l'opération est encore bien plus douteux. Dans ce cas, on commence par détruire la pulpe, soit au moyen d'un stylet rougi à blanc, soit avec un instrument très-délié que l'on introduit jusque dans le canal de la racine et avec lequel on retire la pulpe de sa cavité. Cette opération délicate produit une douleur vive, mais très-passagère, quand elle est pratiquée avec dextérité. On attend ensuite que tout écoulement de sang ou de sérosité ait cessé, et on peut alors tenter une obturation définitive. Quand la pulpe suppure et qu'on ne peut pas la détruire complétement, l'obturation a bien peu de chances de succès. Cependant, Bourdet dit avoir réussi à faire cesser la douleur qui succède dans ce cas à l'obturation, sans être obligé d'enlever le métal, en faisant à travers sa masse un trou qui permettait au liquide produit dans la cavité de la pulpe de s'échapper au dehors. Il y a plusieurs procédés analogues à celui-ci, destinés à ajouter quelques chances de succès à une obturation faite dans ces circonstances fâcheuses, mais il ne faut pas beaucoup compter sur leur succès.

On ne peut non plus songer à obturer une

dent si on observe des signes d'inflammation du périoste alvéolo-dentaire, à moins que, par des moyens antiphlogistiques convenables, on ne parvienne à guérir cette inflammation.

Parfois une dent qui n'est pas douloureuse ne peut être obturée au moyen de l'or ou d'un autre métal en feuilles, parce que les parois de la cavité sont trop faibles pour supporter la pression des instruments; on a recours alors aux divers mastics ou aux pâtes susceptibles de durcir après avoir été introduites dans la cavité. Une nouvelle préparation d'or connue en Amérique sous le nom d'*or éponge*, et encore peu usitée en France, paraît devoir remplacer avec avantage l'or en feuilles dans les cas dont nous parlons. Les *mastics* et les *pâtes* sont en grand nombre, il en est dont les inventeurs se réservent le monopole. L'amalgame d'argent a été très-usité, il devient très-dur, mais il a quelques inconvénients, et entre autres celui de noircir. Je me sers généralement, et avec avantage, d'un amalgame de platine. Le soufre mou, récemment conseillé comme moyen d'obturation par M. Henriot, paraît être d'un emploi facile et donner des résultats satisfaisants.

Extraction des dents. — Quand une dent est trop altérée pour qu'on puisse l'obturer et qu'on n'a pu réussir à calmer les douleurs qu'elle cause, il faut en venir à l'extraire.

Nous n'entrerons pas dans les détails de cette opération, qui n'intéressent absolument que le dentiste; disons seulement que, connaissant toutes les ressources dont dispose l'art du dentiste pour conserver une dent, on aurait tort d'insister trop tôt pour se faire arracher une dent gâtée, et surtout de s'adresser pour cela à une personne étrangère à la chirurgie dentaire. En effet, détruire n'est pas guérir, et quand on est obligé d'en venir à sacrifier un organe aussi important, il faut au moins que l'opérateur connaisse toutes les précautions à prendre pour éviter les accidents parfois sérieux qui peuvent résulter de cette opération quand elle n'est pas faite selon les préceptes de l'art.

Quelquefois, au lieu d'arracher une dent que l'on ne peut obturer, on enlève seulement la couronne avec de fortes pinces coupantes, dont on applique les mors au niveau du collet. La racine qui reste dans l'alvéole peut servir à fixer une dent artificielle à pivot.

ARTICLE VII.

Prothèse dentaire.

Quand les préceptes de l'hygiène observés avec soin, quand les ressources de la thérapeutique n'ont pas suffi pour conserver une dent, ou lorsque la personne qui a perdu un ou plusieurs de ces précieux organes est enfin obligée, par les ennuis et les maux que lui cause la mutilation de son appareil dentaire, de venir implorer les secours de l'homme de l'art, celui-ci peut encore mettre un terme à ses souffrances et lui procurer la satisfaction d'avoir de belles dents qui ne la feront plus souffrir, ne seront pas susceptibles de se gâter, et lui rendront à peu près les mêmes services que ses dents naturelles lorsqu'elles étaient saines.

Cette précieuse ressource est fournie par la *prothèse dentaire;* tel est le nom qui a été donné à la partie de l'art du dentiste qui a pour but de remplacer les dents par des pièces artificielles.

L'usage des dents artificielles remonte à la plus haute antiquité; on en a trouvé sur des momies égyptiennes. Au siècle de Périclès, les Athéniennes connaissaient déjà ce moyen de réparer les outrages du temps et des maladies. Les satires d'Horace, de Perse et de Juvénal indiquent, dans plusieurs passages, que l'usage des dents artificielles était un puissant auxiliaire de la coquetterie des dames romaines. Cet usage a ainsi traversé les âges, et, de nos jours, le goût du luxe, qui se répand dans toutes les classes de la société, et le perfectionnement de toutes les industries ont fait faire à la prothèse dentaire des progrès considérables et très-récents, si l'on en juge par les gravures que l'on trouve dans les ouvrages de Fanchard et de Bourdet, qui nous montrent des dentiers grossièrement fabriqués avec des morceaux d'ivoire ou d'os mal polis et que l'on attachait avec des fils de soie ou d'autres substances aux dents qui restaient. Quand il n'en restait pas, on avait recours à des ressorts pour les maintenir, tant bien que mal, appliqués contre les gencives.

De nos jours, les dents artificielles imitent la nature avec une exactitude qui ne laisse rien à désirer.

Le dentiste doit veiller à ce que les appareils répondent parfaitement à la conformation anatomique des parties sur lesquelles ils doivent s'appliquer. Il est nécessaire pour cela qu'il se soit familiarisé avec tous les détails de la confection des dentiers, et qu'il puisse donner à son œuvre le fini qui doit rendre l'appareil aussi satisfaisant à la vue que commode et inoffensif pour les organes et les tissus avec lesquels il doit se trouver en rapport.

Les matières dont on se sert pour faire les dents artificielles sont l'ivoire de l'éléphant et surtout de l'hippopotame. On emploie souvent les dents humaines, que beaucoup de dentistes préfèrent à toutes les espèces dents artificielles. Elles inspirent de la répugnance à certaines personnes.

Il va sans dire qu'il n'est plus question de nos jours de ce trafic honteux qui consistait à arracher une dent saine à quelque malheureux enfant pour la placer dans une alvéole de la personne qui payait pour cela. Cette transplantation des dents est possible, à la rigueur, au point de vue anatomique et physiologique; mais la morale ne permet pas d'y songer comme à un moyen que l'on puisse essayer dans la pratique.

On fabrique aussi des dents en compositions minérales diverses, mais en général analogues à la porcelaine. On est parvenu à leur faire imiter très-bien les dents naturelles, et elles ont sur les autres l'avantage d'être tout à fait inaltérables. Ce sont celles que nous employons de préférence.

Quand il s'agit de remplacer une seule dent dans un intervalle laissé entre les dents voisines, on place assez souvent une dent à pivot. Ces dents se composent seulement d'une couronne coupée au niveau du collet et présentant au centre de la section un pivot soit en métal, soit en bois. On fixe la dent au moyen de ce pivot dans le canal dentaire, convenablement préparé, de la racine de la dent naturelle à remplacer. Il faut, par conséquent, que l'on ait eu soin de conserver cette racine dans l'alvéole en coupant la couronne au niveau du collet, d'après le procédé que nous avons décrit précédemment. Il faut, en outre, que cette racine soit bien saine, et que sa présence ne soit la cause d'aucun accident pathologique dans les parties qui sont en rapport avec elle, ou que ces désordres aient complétement cessé. Les dents à pivot, convenablement placées et bien faites, simulent les dents naturelles au point de défier l'investigation la plus minutieuse.

Lorsqu'il y a un plus grand nombre de dents à remplacer, on monte les dents artificielles sur une base faite avec un métal inaltérable, tel que l'or ou le platine; cette base, qui consiste en une plaque métallique qui se moule exactement sur les gencives, est fixée par des lames du même métal qui embrassent les couronnes des dents naturelles qui restent. Il faut que ces lames soient assez larges et prennent leur point d'appui sur un assez grand nombre de dents, pour que celles-ci ne soient pas ébranlées, et que la pièce ne vacille pas.

On fait aussi des bases de dentier en ivoire d'hippopotame.

Quand il ne reste plus de dents, ou qu'elles sont en trop petit nombre pour fournir des

des points d'appui suffisants, on fait des dentiers complets.

Il en est qui tiennent dans la bouche sans autres moyens de fixité que l'exactitude du contact de leur base avec les gencives sur lesquelles elles se moulent exactement. La pression atmosphérique contribue à les maintenir en place, parce qu'il n'y a pas d'air entre la plaque et la muqueuse sur laquelle elles reposent; c'est ce qui leur a fait donner le nom de dentiers à succion. Lorsqu'on place un dentier complet sur chaque mâchoire, on dispose quelquefois de chaque côté un ressort allant d'une des pièces de l'appareil à l'autre, et qui les maintient ainsi en place.

Le luxe et la coquetterie ne sont pas toujours les seules raisons qu'on ait pour faire remplacer les dents qu'on a perdues; en effet, les dents sont nécessaires à l'articulation des sons, ce qui est d'une grande importance dans les professions où l'on a à parler en public. Pour un acteur, pour un chanteur, faire remplacer par des dents artificielles les dents qu'il a perdues, c'est retrouver ses moyens d'existence après les avoir vu fortement compromis. Pour les femmes qui exercent ces professions, l'importance est encore plus grande, car la beauté fait pour ainsi dire partie du talent d'une artiste dramatique. Et d'ailleurs, chez qui pourra-t-on blâmer ce désir si naturel de faire disparaître autant que possible les traces de nos maux? L'affection des époux est le soutien le plus sûr dans l'accomplissement des devoirs de la vie; pourquoi la femme et même l'homme négligeraient-ils un seul des moyens permis pour entretenir cette affection? et il n'en est pas de plus légitime que celui dont nous parlons.

Ajoutons enfin que les dents artificielles jouent un grand rôle dans l'hygiène générale, en retenant la salive et en servant à la mastication qui s'accomplit presque aussi bien qu'avec de bonnes dents naturelles, et, dans tous les cas, beaucoup mieux qu'avec de mauvaises. Parfois l'usage d'une pièce de prothèse dentaire est devenu un moyen thérapeutique précieux, en procurant la guérison de maladies de l'estomac ou des intestins, causées et entretenues par l'insuffisance de la mastication, et qui avaient résisté pendant de longues années à tout autre remède.

Il est encore un conseil très-utile à donner aux personnes qui veulent se faire placer une pièce de prothèse dentaire ; il faut qu'elles aient toute confiance dans le dentiste auquel elles se sont adressées, qu'elles lui laissent disposer les parties sur lesquelles doit reposer la pièce de la manière la plus convenable, et qu'elles secondent sa prudence et son habileté par leur patience. Il faut, en effet, que les gencives et les dents qui seront en contact avec la pièce soient parfaitement saines, ce qui fait que, lorsqu'on est obligé d'arracher quelques racines, il faut attendre que les plaies qui en résultent soient complétement cicatrisées.

Même lorsque les gencives sont guéries, elles se modifient encore pendant plusieurs mois, ce qui peut obliger à porter une pièce provisoire en attendant que l'on puisse placer la pièce définitive. Il est bon même d'en faire faire deux dans tous les cas, afin de pouvoir porter l'une quand on est obligé de faire réparer l'autre, ce qu'il ne faut pas hésiter à faire, pour peu qu'elle blesse les parties vivantes avec lesquelles elle est en contact.

Il faut être prévenu aussi que les appareils de prothèse dentaire exigent de grands soins de propreté. Si ces soins sont négligés, la salive et le mucus de la bouche s'introduisent dans les pores de l'ivoire, si c'est la matière dont on s'est servi pour fabriquer l'appareil, ces liquides s'altèrent et donnent à la pièce une couleur jaune et une odeur putride qui se communique à l'haleine et oblige à renoncer à l'appareil et à en faire fabriquer un autre.

Les dentiers formés de dents en composition minérale montées sur une base métallique sont moins sujets à s'altérer; cependant, ils exigent aussi de grands soins de propreté, sans quoi la salive et le mucus déposent dans leurs interstices des concrétions qui s'altèrent et leur donnent de l'odeur. Il faut avoir soin de brosser chaque jour ces appareils après les avoir laissé tremper dans l'eau pendant un certain temps. On doit même se servir de poudre pour les nettoyer; on emploie pour cela la même que celle dont on se sert pour ses dents naturelles, surtout lorsque la pièce est en ivoire. Il est bon aussi de les laver avec l'élixir afin de leur donner une bonne odeur.

RÉSUMÉ.

Nous sommes bien loin d'avoir parcouru, dans cet exposé rapide, toutes les parties de l'art du dentiste; mais nous nous proposions seulement de donner à nos lecteurs une idée de l'importance de cet art, et des moyens qu'il offre aux hommes pour soulager une partie des maux qui les affligent.

Jetons maintenant un coup d'œil d'ensemble sur le terrain que nous avons parcouru.

Dans un premier chapitre, nous avons donné une idée de l'importance de la bouche, nous avons dit que ses caractères, et surtout ceux de la dentition de l'homme, montrent qu'il est organisé pour vivre d'un régime composé de substances végétales et de substances animales, condition très-favorable à la vie cosmopolite qui assure à l'homme une grande supériorité sur les autres animaux. Nous avons vu que la bouche, en servant à articuler les sons, manifestait chez l'homme la supériorité de l'intelligence en lui permettant de transmettre ses idées et de se perfectionner ainsi indéfiniment. Nous avons ensuite énuméré les parties qui composent la bouche et indiqué leurs fonctions, nous avons attiré plus spécialement l'attention sur les dents et montré l'importance de leurs fonctions, tant dans la vie organique que dans la vie de relation.

Dans le chapitre consacré à l'hygiène, nous avons indiqué les principales précautions à prendre pour assurer aux dents une évolution et une disposition régulères, et les moyens employés pour diriger et corriger, s'il y a lieu, le travail de la nature. Nous avons ensuite passé en revue les diverses causes de maladies des dents et les précautions à prendre pour les éviter.

Parmi ces précautions, nous avons vu figurer au premier rang les soins de propreté, mesure d'hygiène générale qui, appliquée aux dents, a une efficacité toute particulière, qui est un véritable plaisir, une condition de bien-être et même un devoir, si on considère les inconvénients que fait supporter à ceux qui l'entourent l'homme qui ne soigne pas ses dents.

Dans un autre chapitre, nous avons traité rapidement de la pathologie des dents, en insistant davantage sur les moyens de traitement qui sont applicables à la carie.

Nous avons vu que l'obturation pouvait conserver une dent de manière à ce qu'elle puisse servir encore longtemps à la mastication, tandis que, sans cette ressource, cet organe, atteint par la carie, eût été voué à une perte certaine.

Enfin, lorsque l'organe lui-même est devenu une cause morbifique qui entretient l'état pathologique des tissus environnants, et que le dentiste est obligé d'enlever cet organe, il peut encore, par la prothèse, réparer cette perte nécessaire, bien mieux qu'on ne peut le faire après la plupart des opérations chirurgicales.

Tel est l'ensemble de l'art du dentiste, tel qu'il doit être connu du public, car il faut que l'on sache sur quoi on peut compter.

On voit que cet art, par la variété de ses éléments, par le nombre et la nature des connaissances qu'il exige, et par les services qu'il rend, méritait de constituer dans l'art de guérir une spécialité importante. Il offre aux hommes les moyens d'assurer, autant que possible, la bonne conformation de l'appareil dont il s'occupe, de corriger les irrégularités de cette conformation, de diminuer et de conjurer le plus souvent les effets des influences morbifiques. Lorsque le mal existe, il possède de nombreux moyens de le combattre et de le guérir lorsqu'il est pris à temps, ou de faire cesser les troubles morbides par une opération qui ne présente aucun danger lorsqu'elle est faite par une main prudente et exercée. Si cette opération est douloureuse, par compensation elle est très-courte, et son bon effet est aussi certain qu'immédiat, puisqu'elle enlève l'organe malade en même temps que le mal. Enfin, par la prothèse, l'art du dentiste fait disparaître jusqu'aux traces des accidents morbides qui survivent à la guérison.

FIN.

TABLE DES MATIÈRES.

CHAPITRE III.

PATHOLOGIE ET THÉRAPEUTIQUE.

Paris. — Typographie de Gaittet et Cie, rue Gît-le-Cœur, 7.

www.ingramcontent.com/pod-product-compliance
Lightning Source LLC
LaVergne TN
LVHW021517140926
848035LV00047B/1093
9782014021493